杂病临证备要

主编 胡世平

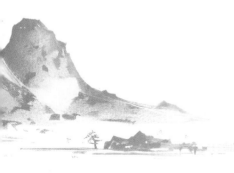

中国中医药出版社

·北 京·

图书在版编目（CIP）数据

杂病临证备要 / 胡世平主编 . -- 北京 : 中国中医
药出版社 , 2024. 6. -- ISBN 978-7-5132-8885-9

Ⅰ . R25

中国国家版本馆 CIP 数据核字第 2024T450Q9 号

中国中医药出版社出版

北京经济技术开发区科创十三街 31 号院二区 8 号楼
邮政编码　100176
传真　010-64405721
三河市同力彩印有限公司印刷
各地新华书店经销

开本 710×1000　1/16　印张 4.75　彩插 1　字数 91 千字
2024 年 6 月第 1 版　2024 年 6 月第 1 次印刷
书号　ISBN 978 – 7 – 5132 – 8885 – 9

定价　29.00 元
网址　www.cptcm.com

服 务 热 线　010-64405510
购 书 热 线　010-89535836
维 权 打 假　010-64405753

微信服务号　zgzyycbs
微商城网址　https://kdt.im/LIdUGr
官 方 微 博　http://e.weibo.com/cptcm
天猫旗舰店网址　https://zgzyycbs.tmall.com

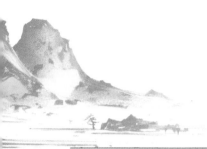

《杂病临证备要》

编委会

主　编　胡世平

副主编　杨毅华　蔡志敏　冉　云　刘博文

编　委　吕锦珍　周怡驰　卢芬萍　邢光艳

　　　　李晓斌　李　峰　孙　童　马贵萍

　　　　苏晓鹏　庞　旭

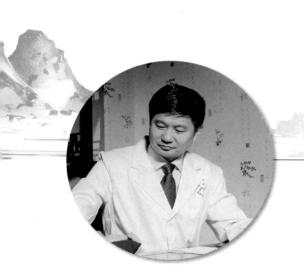

主编简介

　　胡世平，男，1965 年生，河南郑州人。北京中医药大学教授，硕士研究生导师、博士研究生导师、博士后导师，广东省名中医，北京中医药大学深圳医院（龙岗）党委书记（创始院长），全国基层名老中医药专家传承工作室建设项目专家，广东省中医师承"薪火工程"指导老师，中国中医药研究促进会代谢病学分会会长，中华中医药学会外治分会副主任委员，广东省中西医结合学会感染病（热病）专业委员会主任委员，深圳市中医药学会副会长。1992 年硕士毕业于河南中医学院（现河南中医药大学），2003 年博士毕业于广州中医药大学。先后在河南省中医院、深圳市罗湖区中医院、北京中医药大学深圳医院（龙岗）从事中医临床与研究工作近 40 年，师从王琦院士、唐祖宣国医大师。临床擅治肝胆脾胃及内科杂病，提出"燮理阴阳为纲，扶阳为本"的学术思想，在急慢性肝炎、肝硬化、肝癌、胃肠疾病、心脑血管疾病、代谢性疾病、男性性功能障碍、不育症、失眠等疾病的治疗上具有丰富的经验。获南粤最美中医、广东省优秀院长、深圳市劳动模范、深圳市地方级领军人才、深龙英才 A 类等荣誉称号。出版医学专著 9 部，发表学术论文 70 余篇，主持国家级、省级课题 20 余项，获得国家发明专利 1 项，荣获世界中医药学会联合会中医药国际贡献奖 – 科技进步奖二等奖及中华中医药学会系列奖项等。

王 序

　　2017 年我带领团队在北京中医药大学深圳医院（龙岗）开展"三名"工程，这几年来亲眼见证了这家医院在胡世平的领导下创造的"五年升三甲"的"深圳速度"，也高兴地看到他先后被评为最美南粤中医、广东省名中医、全国基层名老中医药专家传承工作室建设项目专家，获得广东省优秀院长、深圳市劳动模范等荣誉称号，并多次获得国家级科技成果奖，佳讯不断。

　　世平早年立志成为一位明医，研读经典，颇有心得，博采众长，注重医术的提升，进而成长为一位名医，患者遍布大江南北。他作为人师，授业解惑，其下门徒十余人皆成为中医药事业的优秀人才。

　　2017 年世平拜我为师，过往较多，去年与世平相见于深圳，他和我交流想写一部临床经验集，前几天将书稿递我，细读之后，我由衷地感到高兴。《杂病临证备要》包括了世平近 40 年的学术思想与用药心得体会，这些经验不仅来自对经典文献的深刻理解，更汇聚了在临床中积累的宝贵经验，值得参考。

　　该书之成，有功于世平的弟子在忙碌的医疗、教学和研究工作之余，潜心搜集、整理了世平的学术思想和诊疗经验，使之学术传承薪火延续。余欣其志，嘉其诚，故弁数字以为之序。

中国工程院院士
国医大师

王琦

2024 年仲夏

自　序

孩童时期，我曾目睹祖父母双双因病致瘫，多方求医问药，漫长而艰辛，效果寥寥，备受煎熬。幸父亲结识家乡一位李姓老中医，把脉问诊、对证开方、精准施药，每每取得良效，让我自幼便对中医产生了钦佩与向往。

高考时我便毅然报考中医，也如愿被录取。大学期间，巧与李老中医同一城市，遂拜入李老门下，一下课即跟随李老出诊，并一起踩药碾、搓药丸、配散剂、熬膏药，一步步夯实了我的中医基础。毕业后，我被分配到豫北某市医院，遇到了第二位对我影响深远的老师——马同长院长。为了研制出治疗脉管炎的药物，马院长曾多次尝壁虎试药。弱冠之年，我深受马院长的影响，初生牛犊不怕虎，为了加强中医药对脉管炎患者的止痛疗效，也曾多次亲身试药。犹记得那次为了摸索出马钱子的最佳用量，我以中毒为代价，掌握了发挥效果的最大剂量。

20世纪90年代，我硕士毕业后来到深圳，先在龙岗区的一家基层医院临床一线磨炼数年。其后我又考入广州中医药大学攻读博士，3年后毕业，被分配到深圳市罗湖区中医院，又重新从临床一线做起，从科主任、医务科长，到业务副院长，临床水平及管理能力均得到了提升。2010年，通过全国公选，我成为深圳市龙岗区中医院〔现北京中医药大学深圳医院（龙岗）〕的首任院长，带领创业团队从零开始，搭平台、引高校、聚专家、育团队、促创新、弯道超车，推动医院从一个30多人的小门诊部发展成三甲中医院、全国百强中医院、国家基层中医药改革试点单位、龙岗区中医医疗集团龙头单位等，用自己对中医的满腔热血，为深圳中医药事业尽绵薄之力。

虽然在管理岗，但我从医近40年，从没有缺席过临床，先后成为国医大师唐祖宣和中国工程院院士、国医大师王琦的师承弟子，深得王老、唐老真传，每周均定期查房、出门诊、传承带徒等。临床之余我泛读古人专著，不断总结经验，对各种疑难杂病均有了自己的见解，形成了"燮理阴阳为纲，扶阳为本"，治病首重"扶阳"的学术思想，成为岭南地区深受患者喜爱的一名中医医师。作为学科带头人，我带领科室成为深圳市重点专科、广东省重点专科、国家中医优势专科，实现了龙岗区国家级重点专科零的突破。

回顾临床以及学医生涯中的点滴与经验，我萌生了写一本中医临证经验书籍的想法。"读经典、拜名师、做临床"，这是老一辈中医大家对学生的要求，也是中医成才成器的必由之路，希望该书能够为即将学习中医和正在学习中医的朋友们提供些许帮助。书中所释的部分理论与内容也许有偏颇和待商榷之处，望不吝赐教，悦于斧正。

2024年仲夏于深圳

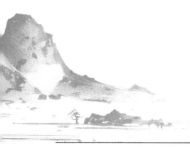

目 录

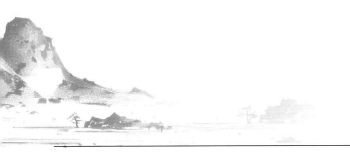

第一章

学术渊源

一、问道岐黄，重视经典

胡世平对中医经典的研究非常深入，在医学生涯初期就研读了《黄帝内经》《伤寒杂病论》《神农本草经》等中医经典。通过对这些典籍的仔细研究，他深刻理解了中医学的基本理论、诊断方法和治疗原则。他认为中医经典蕴含着丰富的医学智慧，通过传承这些思想，能够更好地理解疾病的本质和治疗的原则。此外，胡世平注重理论与实践相结合。他将中医经典中的理论融入自己的实际医疗工作中，通过在临床实践中的不断总结和验证，逐渐形成了自己独特的临床经验和治疗体系。

通过对《黄帝内经》的学习，胡世平提出了"燮理阴阳为纲，扶阳为本"的学术思想。对于许多慢性肝病患者，他常常应用《金匮要略》中"见肝之病，知肝传脾，当先实脾"的理论指导临床用药，主张肝病治脾。另外，胡世平熟读李东垣的《脾胃论》以及黄元御的《四圣心源》，临证注重脾胃。他认为脾胃为元气之本、气机升降之枢纽，"人以脾胃为本"，并创立了"中焦瘀堵"学说用于脾胃病的治疗，即益气升阳法"活"脾胃正气，辛开苦降法"通"中焦之枢，激浊扬清法"散"瘀堵之地。

胡世平推崇中医"和"的理念。小柴胡汤为《伤寒论》的经典方，由柴胡、人参、黄芩、半夏、生姜、大枣、甘草组成，主治伤寒少阳证。胡世平临床应用小柴胡汤不局限于和解少阳的范畴，常将该方用于治疗内科杂病、妇科及男科等疾病。不仅如此，胡世平还强调，小柴胡汤具有"推陈致新"的作用，其通过化裁成功创制的有效经验方剂——柴芪益肝颗粒用于慢性肝病的治疗，疗效显著。另外，关于臌胀的病因病机及辨证论治，胡世平查阅了大量的古典医籍。《灵枢·经脉》云："足太阴之别……虚则鼓胀……"《素问病机气宜保命集·病机论》言："腹胀大而鼓之有声如鼓者，热气甚则然也，经所谓热甚则肿，此之类也。是以热气内郁，不散而聚，所以叩之如鼓也。"朱丹溪云："脾土之阴受伤，转输之官失职，胃虽受谷，不能运化……"通过学习古典医籍及临床实践，胡世平提出了臌胀的基本病机：气滞、瘀血、痰湿互结于肝，脾失运化，肾失开阖，水湿不化，停于腹中而发为臌胀。其治疗以脾为主，标本同治，攻补兼施。

总之，胡世平勤求古训，博览群书，精习四大经典，深思其理，并坚持临床，善于总结，在临床实践中不但完善、发展与创新，形成了具有个人特色的学术思想。

二、拜师学艺，薪火相承

胡世平师承国医大师王琦及唐祖宣，在继承"辨体－辨证－辨病"三辨诊疗模式和"温阳、化瘀"疗法的基础上，提出了基于"虚－毒－瘀"理论模式治疗慢性肝病，确立了"扶正、活血、化瘀、解毒、散结"为肝病治疗核心法则，并以此创立了柴藿合剂、益肝化瘀颗粒、柴芪益肝颗粒等有效方剂治疗慢性肝炎、肝纤维化及肝癌，疗效突出。胡世平不仅在临床上取得了一定成就，而且在学术研究方面也取得了丰硕的研究成果，发表了一系列学术论文，屡次获得国家级奖项。

师承于两位大师，不仅提升了胡世平的中医诊疗能力，而且受两位大师医德医风的熏陶，胡世平心系患者，经常利用节假日出门诊，出夜诊常至深夜。他主动降低其作为省名中医的诊金，并为患者配制"效优价廉"的丸散膏丹，减轻患者经济负担，深受患者信赖。他还强调中医学是一门关注患者身心健康的综合性医学，治疗不仅仅是对症状的治疗，更是对整体健康的关注。

作为全国基层名老中医药专家传承工作室建设项目专家，胡世平深知师承国医大师是一份难得的荣光，这段师徒缘不仅是知识的传递，更是精神的传承。胡世平积极参与医学教育，培养年轻医者，致力于将国医大师的医学智慧传承下去，为中医药事业的发展添砖加瓦。

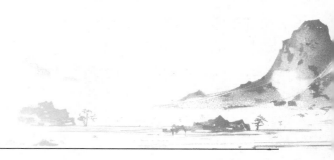

第二章

学术思想

第一节　燮理阴阳，首重扶阳

　　《素问·阴阳应象大论》曰："阴阳者，天地之道也，万物之纲纪，变化之父母，生杀之本始，神明之府也。"作为中医学理论的基石和核心理念，阴阳学说在中医理论体系中占有极为独特而关键的地位。中医学运用阴阳学说来解释人体的生理状况，疾病的发生、发展、变化规律，并确定疾病状态的诊断和分类。此外，阴阳学说还在指导临床遣方用药、疾病康复、情志干预、起居调理、饮食宜忌等方面发挥着关键作用，贯穿了整个中医药实践的全过程。胡世平强调，虽然中医学理论涉及众多，但总体而言，不外乎阴阳。《素问·至真要大论》曰："谨察阴阳所在而调之，以平为期。"《黄帝内经》以"阴平阳秘"高度概括人体的健康状态，简而言之即指阴阳平衡、阴阳协调的状态。一旦"阴平阳秘"的平衡被打破，往往导致疾病的发生。《素问·阴阳应象大论》曰"治病必求其本"，"本"即阴阳。胡世平指出辨别阴阳是中医一切实践活动的前提条件，治疗疾病应以调整阴阳盛衰为核心，通过使脏腑经络、精气血津液、体质恢复相对平衡，即达到"阴平阳秘"的状态。尽管临床病证表现错综复杂、变化多端，但通过对阴阳变化规律的分析、归纳和判断，依然能够有效地进行疾病的诊察。

　　《素问·生气通天论》言："阳气者，若天与日，失其所，则折寿而不彰，故天运当以日光明。"原文指出了阳气对人体至关重要。后世医家如张景岳在《类经附翼》中提道："天之大宝，只此一丸红日；人之大宝，只此一息真阳。"周慎斋在《慎斋遗书》中认为："人之阴阳，生生之本，俱在于是。但阳能生阴，故一分阳气不到，此处便有病。"郑钦安在《医理真传》中强调："子不知人之所以立命者，在活一口气乎？气者，阳也……阳气流通，阴气无滞，自然胀病不作。阳气不足，稍有阻滞，百病丛生，岂独胀病为然乎？"以上论述说明了阳气是维持机体各项生理功能正常运行的基础，是人体一切生命活动与疾病发展变化的根本。

《内经知要》言："在于人者，亦惟此以阳气为要。苟无阳气，孰分清浊？孰布三焦？孰为呼吸？孰为运行？血何由生？食何由化？与天之无日等矣。"胡世平临证中重视阳气在人体发病过程中的主导作用，并强调补益脾肾二脏阳气是关键。正如《医宗必读·虚劳》中所言："……脾肾者，水为万物之元，土为万物之母，二脏安和，一身皆治，百疾不生。夫脾具土德，脾安则肾愈安也。肾兼水火，肾安则水不挟肝上泛而凌土湿，火能益土运行而化精微，故肾安则脾愈安也。"脾为后天之本，肾为先天之本。脾肾两脏阳气盈满充盛，二者协调有度，相互资生，则生化无穷。

第二节　百病始肝，疏郁为重

胡世平临证重视肝的功能对疾病的影响。他通过阅读大量古籍及临床验证，认为肝的生理功能失常是引起诸多疾病发生的根本原因，因此强调从肝来诊治疾病，这不仅能够使医家对病情有更全面、更深刻的理解，而且有助于更准确地把握疾病的本质，从而采取精准的诊疗方法。

中医学认为"肝主疏泄""肝主藏血""肝为罢极之本""肝为将军之官"等，具有疏泄气机、调畅情志、促进消化、疏通经络、维持血液正常运行等作用。胡世平指出，在肝脏诸多的生理功能中，肝主疏泄正常是其他功能活动正常发挥的前提。《四圣心源》记载："风木者，五脏之贼，百病之长。凡病之起，无不因于木气之郁。"朱丹溪亦谓："气血冲和，万病不生，一有怫郁，诸病生焉。"《读医随笔》同样论述："胆木春升，余气从之，故凡脏腑十二经之气化，皆必藉肝胆之气化以鼓舞之，始能调畅而不病。"显然，从脏腑角度而言，肝主疏泄正常是一切脏腑功能活动有序进行的保证。一旦肝主疏泄失职，病于气，则气机紊乱，升降失衡；滞于血，则血行不畅，百脉失荣；伤于津，则津液亏耗，筋骨不利；损于精，则精血乏源，髓枯不用；

克于脾，则饮食难消，肌肉不荣；犯于肺，则宣降失调，呼吸不畅；作于心，则神魂妄作，寤寐失和；侵于肾，则精血乏源，生殖不固。

胡世平在近40年的临床实践中，注重从肝来诊治疾病，并对清代名医王旭高治肝经验进行了系统总结，经验性地提出治肝五法：扶肝阳，顺肝性，运肝枢，降肝浊，育肝阴。对于疏肝的方药，他常常选用四逆散、小柴胡汤、柴胡疏肝散等进行加减化裁；对于清肝的方药，针对湿热为主的病证喜用龙胆泻肝汤，瘀血阻滞的病证常用血府逐瘀汤等；对于理肝的方药，多以逍遥散为主；对于柔肝的方药，擅用一贯煎；养肝的方药以杞菊地黄丸或者二至丸居多。另外，针对慢性肝病，胡世平提出治肝三步曲：一，扶阳运枢启开阖；二，推陈致新化生机；三，培元扶正固根本。

第三节　千般疢难，脾胃尤先

胡世平基于对脾胃生理功能与病理状态的认识，指出脾胃在维护人体健康和治疗疾病中处于核心地位，强调临床治疗疾病时注意从脾胃入手。

《黄帝内经》系统总结了脾胃的生理功能。首先，《素问·灵兰秘典论》曰："脾胃者，仓廪之官，五味出焉。"《素问·经脉别论》记载："食气入胃，散精于肝，淫气于筋。食气入胃，浊气归心，淫精于脉。"脾胃主要的生理功能是司职饮食物的消化吸收，在这一过程中其生化气血以供应五脏六腑、四肢百骸，支持人体一切生命活动。如《灵枢·邪客》指出："五谷入于胃也，其糟粕、津液、宗气分为三隧。故宗气积于胸中，出于喉咙，以贯心脉，而行呼吸焉。营气者，泌其津液，注之于脉，化以为血，以荣四末，内注五脏六腑。"其次，《素问·六微旨大论》记载："升降出入，无器不有。"脾胃为人体气机升降的枢纽，脾宜升则健，胃宜降则和，脾胃升降平衡的状态直接关系到人体气血的生成、升降和调和。再者，李东垣在《脾胃论·脾胃虚实传变论》中强调："饮食失节，寒温不适，脾胃乃伤……所以病也。""脾胃之气既伤，而元气亦不能充，而诸病之所由生也。"显然，脾胃内伤是百病由生的根本原因。

从脾论治对于指导外感内伤等杂病的治疗具有重要指导意义。《四圣心源》记载："中气衰则升降窒，肾水下寒而精病，心火上炎而神病，肝木左郁而血病，肺金右滞而气病。神病则惊怯而不宁，精病则遗泄而不秘，血病则凝瘀而不流，气病则痞塞而不宣。四维之病，悉因于中气。"胡世平认为从脾论治的关键在于疏通中焦瘀堵，气滞、食积、瘀血、痰饮、寒湿、浊毒等病理产物清除，脾胃才能复司升降运化之职。在长期的临证中，胡世平创立了"中焦瘀堵"学说用于脾胃病的治疗，创"活、通、散"三法通"中焦瘀堵"，即用益气升阳法"活"脾胃正气，辛开苦降法"通"中焦之枢，激浊扬清法"散"瘀堵之地。其常用方剂包括越鞠丸、参苓白术散、升阳益胃汤、半夏泻心汤、保和丸、理中丸、丹参饮、木香槟榔丸等。待脾胃中焦枢纽疏通后，他又常以香砂六君子汤、健脾丸、资生丸等方剂化裁进行补益。

第四节　虫类"圣药"，诸疾可效

胡世平临证非常重视虫类药的使用，他认为虫类药为气血有情之品，较无情草木及矿物类药灵奇，在攻坚破积、逐瘀通络、软坚散结、祛寒蠲痹、壮阳益肾等功效上独具一格，不仅在常见内外科疾病中被广泛使用，而且还在治疗一些疑难病症上展现出卓越的疗效。

《临证指南医案》记载："住居临海，风瘴疠气，侵入脑髓骨骱，气血不和，壅遏内蒸，头面清阳痹阻，久则邪正混处其间。草木不能见效，当以虫蚁疏通逐邪。"胡世平临床治疗顽固性头痛，喜用川芎茶调散加全蝎、蜈蚣治疗，收效良好。《医学衷中参西录》云：蜈蚣，"走窜之力最速，内而脏腑，外而经络，凡气血凝聚之处皆能开之"。《本草求真》记载："全蝎专入肝……故专入肝祛风。诸风眩掉，皆属于肝。凡小儿胎风发搐，大人半边不遂，口眼㖞斜……皆因外风内客，无不用之。"胡世平认为顽固性头痛以风邪、络瘀为主，风盛则动，络瘀则痛。全蝎配伍蜈蚣，既能息风，又可逐瘀通络止痛。

吴鞠通有言："以食血之虫，飞者走络中气分，走者走络中血分，可谓无微不入，无坚不破。"血栓闭塞性脉管炎是临床难治病，截肢率高，胡世平治疗该病颇具心得。他认为虫类药为单刀直入之将，一方面虫类药具有蠕动走窜之性，非其尖锐钻研之性则血管难通；另一方面，其味多辛咸，辛能入络，咸能软坚，能够通络逐瘀破积。针对以阳虚寒凝、血脉不通为主的血栓闭塞性脉管炎，胡世平擅用阳和汤配伍水蛭、地龙、壁虎治疗，并且指出三者合用具有化瘀血而不伤新血之殊用。

　　叶天士云："经以风寒湿三气合而为痹。然经年累月，外邪留著，气血皆伤，其化为败瘀凝痰，混处经络，盖有诸矣。""其通络方法，每取虫蚁迅速飞走诸灵，俾飞者升，走者降，血无凝着，气可宣通。"胡世平临证对于风湿顽痹的治疗亦主张使用虫类药。他提出"以虫治痹"，通过对虫类药寒热性质的分类，总结风湿热痹治疗应以地龙、僵蚕为主，主方可选用宣痹汤、大秦艽汤；寒湿痹首选全蝎、蜈蚣，主方以独活寄生汤进行化裁。

　　此外，部分虫类药甘咸性温，且为血肉有情之品，能温补肾阳，胡世平常用水蛭、蜈蚣、蛤蚧、鹿茸等药治疗男科阳痿等疾病。在皮肤病的诊治过程中，由于虫类药多具祛风止痒之效，胡世平临证之时喜用乌梢蛇、僵蚕、蝉蜕之属。针对肝硬化失代偿期顽固性腹水，胡世平常常以蟾酥皮、蝼蛄入方。对于恶性肿瘤，由于癌毒恶烈，他常选用有毒的虫类药以毒攻毒，如土鳖虫、全蝎等。

第五节　毒效相彰，有故无殒

　　《医述·病箴》记载："凡攻病之药皆有毒……无毒之品不能攻病，惟有毒性者，乃能有大力。"具有毒性的中药在治疗疾病中有其特定的作用，但由于其毒性较大，使用时需要注意掌握剂量和使用方法，以防止发生不良反应。胡世平在应用具有毒性的中药方面积累了丰富的经验，尤其是疼痛类和肿瘤、结节等疾病。他指出毒性药物在治疗中通常有其独特的作用，只要临床配伍得当，把握毒性药物的"量－效－毒"关系，可愈诸多沉疴痼疾。

　　《素问·六元正纪大论》记载："黄帝问曰：妇人重身，毒之何如？岐伯曰：有故无殒，亦无殒也。"《医学正传》亦言："外有大毒之疾，必用大毒之药以攻之。"毒药对于临床特定疾病的治疗具有指向性与殊效性。胡世平临证早期以治疗血栓闭塞性脉管炎、动脉硬化性闭塞症等病为主。针对上述疾病表现的缺血性顽固性疼痛，胡世平常用洋金花配伍乌头止痛，洋金花用量0.1g，乌头用量1～2g。两者虽然俱为有毒之品，但配伍后既能使毒性大大降低，又可以增强止痛效果。在静脉炎的治疗中，胡世平擅用具有散结消肿、攻毒疗疮的有毒中药木鳖子。在风寒湿痹的治疗中，胡世平常用马钱五虎汤或者独活寄生汤加马钱子治疗。《医学衷中参西录》谓："马钱子性虽有毒，若制至无毒，服之可使全身瞤动，以治肢体麻痹。"胡世平运用马钱子时，常用砂炒，剂量一般控制在 0.9 ～ 1.5g，疗效显著。对于寒痰所致的肿瘤、肺结节、甲状腺结节、乳腺结节等，胡世平多选用生半夏、附子、白芥子等配伍治疗，并依据"寒"与"痰"的程度之异，调整附子与半夏的剂量。

胡世平强调毒效相彰，有故无殒的根本原则是以毒攻毒、以偏纠偏，临证时应根据病情需要大胆使用，切勿掣肘，但也要"衰其大半而止"，保证安全。

第六节　衷中参西，三辨为纲

辨证论治作为中医学最本质又最核心的特征之一，不仅代表着中医学的原创思维和理念，同时也是中医学认识疾病与治疗疾病的主要原则。但在中医界，有时存在着对辨证论治的过分强调。实际上，中医临床诊疗模式不应过于单一，而应采用多种模式相互结合的方式。随着中医学临床实践的不断深入与革新、现代医学的飞速发展与进步，以及疾病谱的变化等，辨证论治思想指导下的中医学尚不能完全满足临床需求，并且暴露出改换概念、逻辑错乱、名实不符、破坏经典、作用有限等缺点，很大程度上限制了中医学的进一步发展。在这样的背景下，主张辨病治疗及辨证与辨病相结合新型诊疗模式的呼声越来越高。

此外，临床一些慢性病，尽管现代检验指标及检查结果可以观察到异常，但疾病初期多无症状，临床中存在无证可辨的现实难题，这促使医务工作者应因机求变，需要从传统的辨证论治转换为辨证论治与辨病、辨体相结合。胡世平师承于王琦院士，受王琦院士的熏陶以及自己临证多年的所学、所获、所感，他主张临床治疗疾病时应以"辨体－辨证－辨病"为总纲，强调"三辨模式"实际上是"人－病－证"的综合诊断，体现了"体－病－证"的整体观。由于长期以来临床上存在对辨证论治模式的过分偏重，在某种程度上限制了中医从业者的诊疗模式和治疗思路。因此，要充分应用好"三辨模式"以提升临床疗效。同时胡世平指出，现代医学的检查手段是中医望诊的延伸，应该"西为中用"。尤其是慢性肝病，在慢性乙型肝炎（简称乙肝）早期、肝癌早期无症状阶段，现代医学检验检查手段可作为中医望诊手段的延伸，提倡以辨病为主；在进展期及后期，由于患者能够表现出更多的临床症状，加之现代医学的介入治疗、药物治疗存在不良反应、耐药性以及体质禀赋不同所产生的药物反应性差异，此时应重视辨证与辨体相结合。这样不仅能够认清疾病的本质，同时还可以实施最佳的治疗方案，提高慢性肝病的诊断准确率与诊疗水平。

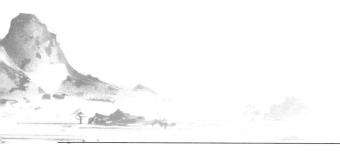

第三章

临证心悟

第一节　慢性肝病病机初探

《素问·刺法论》记载："正气存内，邪不可干。"中医学将人体发病的根本原因高度概括为正气亏虚，这一观点至今仍对临床疾病的诊断、防治及康复具有重要指导意义。胡世平通过长期的临床实践，发现正虚为慢性肝病发生之本，湿毒为慢性肝病致病之渐，瘀毒为慢性肝病进展之要。

一、正虚为慢性肝病发生之本

慢性肝病是一组以肝脏长期病变为特征的疾病，包括慢性肝炎、肝纤维化、肝硬化、肝癌等。《素问·经脉别论》指出："勇者气行则已，怯者则著而为病也。"正气亏虚在疾病发生发展过程中具有重要作用。胡世平认为，正气是人体自我调节、适应环境、抗邪防病及康复自愈能力等维护健康能力的总称。正气的盛衰直接关系到人体的生命健康。倘若先天禀赋不足，加之失于调摄、劳累过度、情志失宜，素有旧疾、久病耗伤或年老体衰，均可损及人体正气，正气内虚则无力抗击外邪，阴阳失衡，脏腑功能紊乱，气血津液失调，邪气乘虚侵袭，疾病因由而生。在慢性肝病的诊疗中，胡世平强调病毒感染、饮酒、药物损伤、代谢异常等是慢性肝病的始动因素，但根本原因责之于人体正气亏虚，不能抗邪祛邪所致，扶正固本是慢性肝病的治疗核心。

二、湿毒为慢性肝病致病之渐

湿毒可因外界侵袭或体内生成。在长时间暴露于外界湿邪的情况下，湿邪可能侵入人体，而正气未能及时抵御、排除外邪，时间一久，湿邪便会渐渐累积成为湿毒。"湿为浊邪，以浊归浊，故传里者居多。"《素问·五常政大论》云："阳明在泉，湿毒不生，其味酸，其气湿……"湿毒是由湿邪蕴藏而后产生的具有危险性质的病邪。在诸多致病因素中，湿邪黏腻，最易缠绵留恋。《金匮要略心典》记载："毒，邪气蕴结不解之谓。"邪之甚者亦为"毒"。毒邪复杂多变，且易侵袭。湿毒二邪胶结为患，一方面，湿毒导致气滞血瘀，使肝失濡养，容易败损肝体；另一方面，湿毒导致病情反复，难以治愈。随着湿毒蕴久，肝体用俱损，肝络失和，肝脉不通，慢性肝病病情不断加重。

三、瘀毒为慢性肝病进展之要

《血证论·瘀血》言："瘀血在经络脏腑之间，则结为癥瘕。"瘀血是慢性肝炎演变为肝纤维化、肝硬化和肝癌的共同病理学基础，在慢性肝病进展中扮演着关键的角色。此外，《仁斋直指方·卷二十二·发癌方论》言："癌者，上高下深，岩穴之状，颗颗累垂……毒根深藏，穿孔透里……"毒邪的形成是从量变到质变的过程，是一种难以控制的有害物质，也是恶性肿瘤发生的重要因素。瘀血留滞，毒蕴不散，加之正气日衰，无力抗邪，毒瘀盘踞，损伤肝络，可以进展为肝纤维化；血脉不通，肝体失养，又能够进展为肝硬化；瘀毒内蕴，肝体败坏，最终形成肝积。

第二节　治肝三步曲撷要

胡世平基于肝脏的生理功能及病理状态，经过大量的临床观察与验证，总结出治肝三步曲：一，扶阳运枢启开阖；二，推陈致新化生机；三，培元扶正固根本。

一、扶阳运枢启开阖

金元四大家之一的朱丹溪曾在《格致余论》中云："人之一身，阴不足而阳有余。"后世医家根据朱氏之论，将其对阴阳的认识应用于对脏腑阴阳盈缺的理解，其中就包括了肝阳常有余，体阴常不足。但大量的临床实践发现，肝阳亦常不足。《谦斋医学讲稿》同样指出，"肝脏本身阳虚"。大抵肝阳常不足，一者，肝主疏泄，其用为阳，用阳则阳必微，故《素问·血气形志》言："夫人之常数，太阳常多血少气……厥阴常多血少气……此天之常数。"二者，肝内寄相火，若相火妄动无制，诚如《素问·阴阳应象大论》中所阐释的："壮火之气衰，少火之气壮；壮火食气，气食少火；壮火散气，少火生气。"壮火食气、散气，肝阳衰颓。三者，肝炎多从湿热毒论，喜寒凉而远温热，用药之偏性亦会造成肝阳不足。四者，现代人因生活饮食作息等改变，阳虚质更多见。因此，综合以上四点，肝阳常不足的病理状态是切实存在的。

此外，《素问·六微旨大论》云："出入废则神机化灭，升降息则气立孤危。故非出入，则无以生长壮老已；非升降，则无以生长化收藏。是以升降出入，无器不有。"肝属厥阴风木，与少阳胆互为表里，厥阴与少阳为枢，二者共为气机出入之枢纽。另外，肝主疏泄，能够协调脾胃升降，脾胃作为气机升降之枢纽，与肝胆合而共司人体气机之升降出入。若机体升降出入之枢利则神机存，反之则神机灭。肝阳常不足为临床不可忽视的重要病因，肝阳不足，则肝阳不展，其枢转疏泄之力弱，升降不能则气机乖戾，清者不升，浊者不降，阴阳反作，故多病焉；出入不能则阳道壅塞，气滞、瘀血、痰饮、浊毒或留于肝体，或侵于肝络，终致体用受损，肝炎妄作矣。

因此，胡世平认为肝阳不足是慢性肝病发生的始动因素，枢机不利是进展的主要矛盾。胡世平以扶阳运枢启开阖为大法，一方面扶阳助肝用，另一方面运枢起开阖，常用药对为黄芪与柴胡。

二、推陈致新化生机

推陈致新，简言之即排出机体腐旧糟粕之物等致病因素，将阴阳失衡的状态调整为"阴平阳秘",从而提高机体新陈代谢,促进人体生机不竭。

《素问·至真要大论》记载:"必先五胜,疏其血气,令其调达,而致和平。"对于慢性肝病的治疗而论,推陈即祛除湿热毒邪、痰饮瘀血、水湿热结等病理因素或产物。用药如用兵,胡世平认为,推陈致新首推柴胡。《神农本草经》记载:柴胡,"味苦,平。主心腹肠胃结气,饮食积聚,寒热邪气,推陈致新。久服轻身、明目、益精"。《本草经解·卷二·草部下·柴胡》也阐明:"春气一至,万物俱新,柴胡得天地春升之性,入少阳以生气血也,故主推陈致新也。"虽然柴胡为推陈致新的主药,但临床仍要依据病理因素的不同酌情配伍使用。在慢性肝病的诊疗中,湿热较重者,胡世平常以柴胡伍藿香;瘀血较重者,他常将柴胡与丹参、白芍同用;疫毒突出者,则常配伍垂盆草、田基黄等清热解毒。

致新即气血津液生化运行奉养如常,实现人体正常的新陈代谢。致新的实现,是以推陈为前提的,然而又是通过阳气足,阳道畅实现的。《素问·生气通天论》云:"阳气者,若天与日,失其所,则折寿而不彰,故天运当以日光明。"胡世平认为万物皆依赖阳气的温养而生生不息,人体亦是如此,阳气足则消阴滞,阴滞除则阳道利,阳道利则脏腑藏泄得常,气血循行得运,津液承化得利,故升降相因,出入权衡,脏腑经络、四肢百骸得荣,万象生化无穷而神机得用。

三、培元扶正固根本

《儒门事亲》记载:"夫邪之中人,轻则传久而自尽,颇甚则传久而难已,更甚则暴死。若先论固其元气,以补剂补之,真气未胜而邪已交驰横骛而不可制矣……其余有邪积之人而议补者,皆鲧湮洪水之徒也……先论攻其邪,邪去而元气自复也。"疾病的治疗应遵循先祛邪后扶正的治疗原则。胡世平的治肝三步曲亦是如此,慢性肝病治疗的第一阶段扶阳运枢启开阖是给邪以出路,第二阶段推陈致新化生机是驱邪外出,第三阶段培元扶正固根本为御邪防复。具体思路,其总结为培元重健脾,固本求之肾。《医学衷中参西录》记载:"欲治肝者,原当升脾降胃,培养中宫,俾中宫气化敦厚,以听肝木之自理。"张锡纯认为,治肝第一要务在于实脾,并在此认识的基础上创制临床常用方剂培脾舒肝汤。胡世平临床治疗慢性肝病,在培育正气阶段，首重健脾。《素问·经脉别论》言："食气入胃，散精于肝……"一者，脾胃为气机升降之枢，中土敦厚，升降有序，则肝调畅气机顺和，其用合宜；二者，脾胃为水饮疏利之所，精微得布，贯通上下，则肝调节津液平衡，其用顺遂；三者，脾胃为气血生化之源，生化长养，无器不有，则肝藏血源源不断，其体刚健。由是可以观之，治肝重脾，不仅能助肝用、顺肝性，同时还能强肝体、育肝阴，体用皆相宜，故肝强而不患，纵有虚邪贼风及大风苛毒，侵之可御，害之可除，知此旨要，万举万当。

《临证指南医案·肝风》记载："故肝为风木之脏……全赖肾水以涵之……中宫敦阜之土气以培之，则刚劲之质得为柔和之体，遂其调达畅茂之性，何病之有？"肝肾同居下焦，中医理论素有"乙癸同源"之说，二者盛衰同济，互为根本，慢性肝病的治疗根本应求之肾。《类证治裁》曰："夫肝主木，肾主水，凡肝阴不足，必得肾水以滋之。"《医宗必读·乙癸同源论》亦指明："东方之木，无虚不可补，补肾即所以补肝。"胡世平治疗慢性肝病主张其源在肾，补肾即可强肝。盖肾水足，则肝体得滋养，虽内寄相火而不亢；肾阳充，则肝用得温煦，虽外感湿寒而不馁。肝肾经气相通，精血同源，藏泄互用，生理同参，病理相连，从肾治肝，不仅能够缓解临床患者口干、口苦、畏寒、便溏等症状，同时还能明显改善肝功能。

第三节　风药在慢性乙型肝炎治疗中的作用探微

风药的概念有广义和狭义之分。狭义的风药是指具有疏散风邪、平息肝风功效的药物，即"解表、平肝之药"。广义的风药，泛指具有升散宣通、畅达引导、助阳发散之性的药物，即具备风之主动、善行、清扬开泄的特点，与他药配伍可以疏肝之郁、除脾之湿、兴肾之阳、散脉中瘀等。胡世平认为慢性乙型肝炎的病位在肝，主要病变脏腑为肝、脾、肾，病理因素包括气滞、痰、湿、热、瘀。风药的应用不仅可以兼顾慢性乙型肝炎本虚的一面，而且可驱除慢性乙型肝炎标实的一面。针对慢性乙型肝炎病变脏腑，风药可疏畅肝气、醒脾化湿、助阳益肾气；针对病理因素，风药可行气开郁、化痰祛湿、活血化瘀、升散郁热。

一、风药疏肝畅气机

其适用于肝失疏泄，肝气郁结，横逆犯胃以及木克土者。临床常见症状有胸胁胀满，甚则呈现游走性疼痛，肝气犯胃之嗳气呃逆、烧心吐酸，舌苔白，脉弦等。肝主东方，属木，应于春季，在天为风，在脏为肝，因此风气通于肝，据同气相求之理，借助风药之特性疏肝理气。正如《素问·脏气法时论》中所云："肝欲散，急食辛以散之，用辛补之，酸泻之。"常用药物有柴胡、防风、薄荷、郁金、青皮等。

二、风药醒脾化痰湿

其适用于脾脏本虚或者是木克脾土，最终导致脾失运化，痰湿积聚者。痰湿之邪可热化亦可寒化，再次伤及脾胃，中焦升降失常，易形成土壅木郁，导致肝胆失于疏泄。临床症见腹部胀满，黄疸，厌油腻，纳差，疲乏，消瘦，便秘或者泄泻等。风药性辛温偏燥且能胜湿，切合脾喜燥恶湿的特点，临床常用苍术、白术、香薷、厚朴、防风、藿香、草豆蔻、草果等"风药"以达到醒脾化痰湿之功。

三、风药助阳益肾气

其适用于素体肾脏本虚，或肝脾病久最终累及肾脏，最终导致肾阴阳亏虚者。肾阳为人体阳气之根本，免疫力低下导致患者易感乙型肝炎疫毒之邪。这与中医学的疾病发生观相吻合，即"邪之所凑，其气必虚"。临床常见症状为疲乏无力，头晕目眩，腰酸腿软，耳鸣，失眠等。《素问·至真要大论》云"辛甘发散为阳"，风药之辛味，与补肾阳之甘味，二者结合不仅防止辛味耗散之弊，还可增强益肾阳的作用。临床常用羌活、枸杞子、巴戟天、墨旱莲、菟丝子、仙茅等"风药"。

四、风药宣通血中瘀

其适用于外邪入侵，凝聚经脉，肝郁气滞、气滞血瘀或者痰湿积聚，血行不畅以及正气亏虚，血行缓慢而成瘀血证者。慢性乙型肝炎患者临床常见胁肋局部疼痛，腹部青筋暴露，肝脏现有形之物等。根据风药味辛善行，性温可通的特点，单用或者配伍活血药可以从根本上祛除瘀血。针对瘀血证不甚者，临床常用麻黄、桂枝、川芎、当归、秦艽、荆芥等"风药"。桂枝，辛甘温，《本经疏证》记载："凡药须究其体用，桂枝色赤，条理纵横，宛如经脉系络。色赤属心，纵横通脉络，故能利关节，温经通脉，此其体也。"《伤寒论》中不少经典活血方可见到桂枝，如温经汤、黄芪桂枝五物汤等。此外，对于肝区有形瘀血所致有形之物，胡世平常选用丹参、姜黄、乳香、三棱、莪术、鳖甲等"风药"。

第四节　从"一气周流，土枢四象"漫谈中焦瘀堵

"一气周流，土枢四象"理论为清代医家黄元御的核心学术思想。一气者，即为中气。从生理上看，机体中气周流有序，则左路木火升发如常，右路金水敛降得利，升降权化循道，则神机得彰；土为中脏，转枢开阖在位，则肺肝肾心得安，气血精神得龢；一旦气不周流，土枢败乱，则脏不和而腑不调，疾病纷纭，杂症丛生。胡世平认为中气亏虚，四维不运是导致中焦瘀堵的主要原因。

一、"一气周流，土枢四象"生理观

"一气周流，土枢四象"是黄元御对中气理论内涵的阐释与归纳，同时也是其认识人体生理观的体现。具体而言，黄元御认为"一气周流"中的"一气"是指中气，如《四圣心源·脏腑生成》表明："祖气之内，含抱阴阳，阴阳之间，是谓中气。""一气周流"，黄元御将其整体概括为中焦中气斡旋为枢，左路木火升发，右路金水敛降，周流不息的生理状态。"土枢四象"是指土为水、金、火、木四象之母，是四象阴阳升降之变的核心。如

《四圣心源·天人解》曰："水、火、金、木，是名四象。四象即阴阳之升降，阴阳即中气之浮沉。分而名之，则曰四象，合而言之，不过阴阳；分而言之，则曰阴阳，合而言之，不过中气所变化耳！"此外，黄元御认为，中焦脾胃是枢转中气的首要脏腑，如《四圣心源·阴阳变化》曰："清浊之间，是谓中气，中气者，阴阳升降之枢轴，所谓土也。"由此，"一气周流，土枢四象"的基本内涵可解释为脾胃中气是人体气机升降有序出入守衡循环往复的根本。此外，《素问·六微旨大论》言："出入废则神机化灭，升降息则气立孤危。故非出入，则无以生长壮老已；非升降，则无以生长化收藏。是以升降出入，无器不有。"《黄帝内经》认为升降出入是人体生化之机要。黄元御在《黄帝内经》的基础上，阐明脾胃中气是气机升降出入的枢纽，同时还强调中气健旺则百病不生。黄元御在《四圣心源·天人解》总结"一气周流，土枢四象"是人体阴阳变化、五行生克、脏腑生成、气血原本、精神化生、形体结聚、五味根源、五情缘起、精华滋生、糟粕传导等生命活动的原动力，由是可知，"一气周流，土枢四象"是人体一切生命活动正常进行的基础。

二、气不周流，土枢败乱与中焦瘀堵

《四圣心源》云"中气衰则升降窒"。黄元御所云的中气应该是指脾胃中焦之气。如《灵枢·口问》中提道："中气不足，溲便为之变，肠为之苦鸣。"尽管该篇未对中气进行具体阐释，但结合全文内容可判断，"中气"主要指中焦脾胃之气。《类经·十三卷·邪变无穷》中也提道："成于已生之后者，曰后天之气。气在阳分即阳气，在阴即阴气，在表曰卫气，在里曰营气，在脾曰充气，在胃曰胃气，在上焦曰宗气，在中焦曰中气，在下焦曰元阴元阳之气，皆无非其别名耳。"结合书籍中的论述，胡世平认为黄元御提到的"中气衰则升降窒"是指中焦脾胃之气衰微导致升降失调。首先，脾胃中焦之气衰微，其主运化功能失司，气血津液留滞，最先导致中焦瘀堵的情况出现。其次，中焦瘀堵，升降出入不利又进一步加重中焦瘀堵的程度。如此恶性循环，疾病最开始虽然是以脾胃为病位，但随着中焦瘀堵的愈演愈烈，其他脏腑的正常功能亦受到影响。

胡世平认为基于"一气周流，土枢四象"理论，不仅能够很好地认识理解中焦瘀堵这一病机，而且能够为疾病治疗中治法的选择及遣方用药提供指导。

第五节　刍议扶阳运枢法与代谢性疾病

胡世平治疗疾病重视阳气的主导作用，他认为阳气是枢转人体气血津液运行的根本动力。同时他强调代谢性疾病发生的原因与阳气虚弱运转不利直接相关，并提出以扶阳运枢法治疗代谢性疾病。

一、扶阳法

扶阳法是指通过各种临床方法使机体阳气得以恢复，达到阳气正常运行和输布的治疗方法。扶阳思想的形成是一个逐渐发展的过程，最早见于《周易》和《黄帝内经》，在明清温补派中散见，起源于薛己、张景岳等医家，最终在郑钦安的《医理真传》中形成系统的扶阳学说。

二、枢的含义

《说文解字》中提道："枢，户枢也。"枢，即门上的转轴，引申为重要之处。《周易·系辞》指出："阖户谓之坤，辟户谓之乾，一阖一辟谓之变。"《辞海》将"枢"解释为事物运动的关键，中医学用"枢"以比喻调控人体气血津液运动的重要环节。运枢即运转开阖的关键，可以调畅气机，进而调控气血津液的代谢。

总体而言，扶阳运枢法是指通过温通阳气、运转枢机，从而保证机体新陈代谢有序进行的一种方法。

三、治疗思路

在运用扶阳运枢法时，胡世平强调扶阳不是指一味补阳，而是在补阳的基础上重视通阳，运枢主要以运转肝脾之枢为主。就补阳与通阳而言，要有侧重。一方面，阳气虚损，导致机体代谢能力下降，此阶段应以扶阳为主；

另一方面，阳虚气化推动力弱，郁而不伸，易引起痰饮水湿等病理产物堆积，同样导致人体代谢能力下降，这个阶段要以通阳为要。与此同时，在运转枢机方面，胡世平重点指出要以肝脾两脏为主，由于肝脾在承化人体气血津液的作用尤为突出，二者枢转开阖有序，则致新有源，推陈有途。

第六节　从肝体阴而用阳论治肝癌

胡世平通过对肝体阴而用阳基本内涵的理解，认为肝癌的发生发展，其病机主要为体用俱损，包括肝阳不化气，阴盛留为积，伏阳以促长，亢则变转移。治疗本病时应遵循扶阳以运枢，抑阴防生长，损阳以隔传，培元助体健的治疗思路，从而实现肝用司权衡，肝体和柔润，使阳气宣通疏泄利，阴实消散癥积祛。

一、肝体阴而用阳理论浅识

"肝体阴而用阳"理论源自清代叶天士。《临证指南医案·肝风》记载："故肝为风木之脏，因有相火内寄，体阴用阳，其性刚，主动、主升，全赖肾水以涵之，血液以濡之，肺金清肃下降之令以平之，中宫敦阜之土气以培之，则刚劲之质得为柔和之体，遂其调达畅茂之性，何病之有？"依据中医学肝脏的生理病理特性，叶天士将肝的生理功能和病理变化归纳为体阴而用阳。

一般而言，肝体阴的含义应包括四个方面。首先，就肝脏的部位而言，其位于腰以下，为下焦，故为阴。如《灵枢·阴阳系日月》记载："腰以上者为阳，腰以下者为阴。其于五脏也；心为阳中之太阳，肺为阳中之少阴，肝为阴中之少阳……"又《温病条辨·卷二·中焦篇》云："上焦病不治，则传中焦，胃与脾也；中焦病不治，则传下焦，肝与肾也。"其次，从脏腑表里及藏泻功能来看，肝脏属里，主藏精气而不泻，故为阴。如《灵枢·寿夭刚柔》曰："在内者，五脏为阴，六腑为阳。"《素问·五脏别论》言："所谓五脏者，藏精气而不泻也，故满而不能实；六腑者，传化物而不藏，故实而不能满也。"再次，就脏腑功能而论，肝主藏血，血为阴，故属阴，如《灵枢·本神》云"肝藏血，血舍魂"。最后，肝的病理表现多见阴虚与血虚。如《素问·五脏生成》说："人卧血归于肝，肝受血而能视，足受血而能步，掌受血而能握，指受血而能摄。"当肝血或肝阴不充，则多见视物模糊、行走不利、手指屈伸受限等表现。

肝用阳的内涵，集中表现为生理表现与病理变化。生理方面，《格致余论·阳有余阴不足论》言："主闭藏者肾也，司疏泄者肝也。"肝主疏泄，具升发之性，为将军之官，寄龙相之威，相火为阳，温养诸脏，故以阳为用。如《证治心传·卷一·胸胁腹痛肝胃气逆辨》曰："夫肝体固赖阴血为养，而其所以为将军之性，寄龙相之威者，以真阳之为本也。"《素问·至真要大论》云："诸风掉眩，皆属于肝。"病理方面，肝疏泄不及，气机郁滞，木火炽盛，甚则引动肝风；肝疏泄太过，木气升动，肝阳易亢，临床多出现头晕、目眩、肢体抽搐及震颤等表现，其性属动，故亦为阳。

二、病机认识

中医古代文献并未确切提到"肝癌"这一病名，众多中医学者根据肝癌临床所表现的纳差、腹胀、肝区疼痛、消瘦等症，将其归属于"肝积""癥瘕"以及"积聚"等范畴。关于肝癌的病因病机认识，《诸病源候论·积聚病诸候》曾阐述为："积聚者，由阴阳不和，脏腑虚弱，受于风邪，搏于脏腑之气所为也。"考究经文释义，大抵肝癌为内外因合病所致，一者正气亏虚，二者邪气侵袭。胡世平长期致力于肝癌的研究，积累了丰富的经验。胡世平认为，肝癌的发生及转移主要归咎于肝体用俱损。

《灵枢·百病始生》记载："积之始生，得寒乃生，厥乃成积也。"具体来讲，积证的产生机制，《灵枢·百病始生》阐释为："温气不行，凝血蕴里而不散，津液涩渗，著而不去，而积皆成矣。"总结《黄帝内经》原文对肝癌的认识可以发现，肝癌的始发因素是感受寒邪，盖寒气伤阳，阳气虚馁，温煦失司，气血凝滞，津液停聚，故著而为积。其一方面指出寒邪伤阳导致阳虚是肝癌发生的前提基础，另一方面则强调肝体留为积与气血凝滞、津液停聚有关。如《重订严氏济生方》对肝阳虚所致的肝癌表现概括为："方其虚也，虚则生寒，寒则苦胁下坚胀……此虚寒之候也。"又《素问·阴阳应象大论》曰"阳化气，阴成形"。阳气具有气化、温煦、推动之性，为人体新陈代谢的原动力。阴性静而善凝聚，故能成形。虽然"肝阳常有余，肝阴常不足"之说由来已久，但由于肝以疏泄为职，其用为阳，用阳其势必微，况且现代临床针对肝癌的治疗嗜喜清热解毒药，更易进一步败损肝阳，使阴积更盛。胡世平强调肝癌发生的本质应为肝阳不化气，阴盛体为积。《灵枢·上膈》记载："喜怒不适，食饮不节，寒温不时……积聚已留，留则痈成……"若情志失调、食寒饮冷、寒邪侵袭以及起居不时，肝阳受损，肝用难展，其用无能，初以疏泄失司为要，肝阳郁而不达，即肝气郁滞，全身气机升降乖戾，不能助血运则脉道瘀滞，不能行津液则水道受阻；继之阳消阴长突出，即肝阳不化气，阴盛体为积。

《素问·阴阳应象大论》云"阳生阴长"。肝癌在发生的初始阶段以肝阳不化气，阴盛体为积为主，肝癌的进展与转移同样与肝阳失用密切相关。肝癌在进展阶段，由于肝阳不用，郁而不达，精微不化，浊邪内生，肝阳被阴邪所困，继而伏而蓄积。《素问·生气通天论》言，"阳气当隔，隔者当泻"。阳气郁遏伏积，生理之化气功能转为病理之贼火，其所生化长养之能与阴积邪实相伍，同恶相济，不断充养阴盛之积，因而促使肝癌进展加重。《素问·六微旨大论》言，"亢则害，承乃制"。肝阳伏郁，蓄积日久，留而不去，长养痰湿浊毒瘀血阴瘤之体，至伏郁之肝阳亢盛，肿瘤无制，则癌毒浸淫泛滥脏腑四肢百骸。胡世平强调肝癌具有"体阴而用阳"的特点，其借病理之肝阳以促生，至其亢盛而转移，即伏阳以促长，亢则变转移。

三、治疗思路

《医理真传》云："可知阳者，阴之主也，阳气流通，阴气无滞。"郑钦安认为阴阳的从属关系为阳主阴从，并依此提出治疗疾病"首重扶阳"的学术思想。张景岳亦在《类经附翼·大宝论》中强调："天之大宝，只此一丸红日；人之大宝，只此一息真阳。"显然，阳气为人体生命活动的基础和根本。由于肝以阳为用，又禀一阳之气升，为弱阳，又主疏泄，因此肝阳常不足。肝阳不足，郁而不展，其犯在肺，则升降之枢紊乱；其乱在脾，则生化之枢衰败；其侵于胆，则出入之枢壅塞。是故气血不调，津液不化，阻于脉道，留于经络，盘踞藏匿阴晦之地，凝而成积，则肝癌始作矣。基于此认识，胡世平提出扶阳以运枢，抑阴防生长的治疗思路。大抵扶阳则肝用得权，疏泄有序，生化得常；运枢则阴滞得消，阳道得利，脏腑安和。临证遣方用药，胡世平喜用小柴胡汤加黄芪进行化裁。《伤寒论》第 230 条云："阳明病……可与小柴胡汤。上焦得通，津液得下，胃气因和……"小柴胡汤具有疏肝和胃之功，且具运枢推陈致新之能。又《医学衷中参西录》云："肝属木而应春令，其气温而性喜条达，黄芪之性温而上升，以之补肝原有同气相求之妙用……用一切补肝之药皆不效，重用黄芪为主。"黄芪味甘性温，为补肝气益肝阳要药。黄芪与小柴胡汤合而用之，前者扶阳助肝用，后者运枢消阴滞，师出有名，攻无不克。

　　《医宗必读·积聚》记载："中者，受病渐久，邪气较深，正气较弱，任受且攻且补；末者，病魔经久，邪气侵凌，正气消残，则任受补。"肝癌进展及转移期，是肝阳不化气，蓄积亢而害的病理转变，同时也是癌毒败损机体，肝体亦不足，正气虚已甚的病理状态。胡世平指出此阶段应以祛邪扶正、攻补兼施为治疗原则，治以清热凉血解毒、补益肝体培元。盖清热则亢阳除，亢阳败故阴不长；凉血则阴积消，阴积去故阳道利；解毒则癌窠损，癌窠灭则生机展；培元则肝体健，肝体充故用为常。如此，清其源，利其道，展其机，培其元，肝癌不转不复。胡世平针对此期的治疗，喜用柴胡、茵陈，二药不仅引药入窠，同时兼清热之能，可清热以遏阳；又以垂盆草、山豆根解毒，且山豆根以毒攻毒；白芍、赤芍、丹参凉血化瘀，茯苓健脾化痰，四味药清理瘀滞之阴邪，故利阳用。《素问·至真要大论》曰，"坚者削之"。《临证指南医案·积聚》记载："初为气结在经，久则血伤入络，辄仗蠕动之物松透病根……"临证之时，胡世平常用鳖甲、僵蚕、地龙等虫类药，一者软坚散结，二者以除肿瘤藏匿盘踞之地。《医宗必读·总论证治》言："按积之成者，正气不足而后邪气踞之。"肝癌发展至中晚期，正气虚甚，祛邪时应兼顾扶正，正胜则邪怯。扶正时，胡世平以黄芪补肝气，枸杞子养肝阴，白芍柔肝体。又因"乙癸同源"，补肾即可生髓成肝，故胡世平常加用补肾药，如熟地黄、黄精及女贞子等。

第七节　附子半夏配伍禁忌的理解与应用

　　附子与半夏同用一直被视为中药配伍"十八反"中的禁忌，胡世平则认为附子与半夏配伍需要重新审视与定义，并强调附子与半夏配伍为刚药之属，具有通阳驱浊、祛寒散结、宣气止痛之功，对以寒积、痰饮、气结或癌肿为主的病证具有殊用。

一、附子半夏配伍用，相反之论需审视

有关附子与半夏配伍为相反药的观点历来是颇具争议的热点话题，同时也是无法厘定掣肘临床的现实难题。纵观古今医者对附子反半夏的主流观点，大抵分为两种：一者，配伍禁忌，绝对禁用；二者，疗效斐然，合理运用。前一种观点一方面来源于《神农本草经集注》中记载乌头反半夏，认为附子为乌头的侧根，成分趋于一致，与半夏同用药性相反，增加毒性；另一方面是基于《本草蒙筌》中确切提出附子反半夏。然而，《神农本草经》将附子和乌头分属于两种植物药。后一种观点借此强调"半蒌贝蔹及攻乌"中的乌是指川乌和草乌，而非附子。除此之外，《本草纲目》作为一本颇具权威的药学典籍，同样记载了附子与半夏同用治疗胃冷有痰。而且，古今医家运用附子半夏配伍临床应用广泛，疗效满意，安全可靠，更加强化了这种认识。目前，附子反半夏理论仍未形成统一结论。胡世平通过研读大量医籍并根据自身的临床经验，认为附子半夏不应被列入"十八反"中，可将其视为相对禁忌，而非绝对禁忌。在临床应用两者时，胡世平十分注重配伍，附子一般多选用制附子，半夏多用法半夏、姜半夏，而当针对寒痰、癥肿时半夏多使用生半夏，并依据"寒"与"痰"的程度之异，调整附子与半夏的剂量，不仅取得了良好的临床效果，而且未出现不良反应。

二、附子半夏刚药属，寒积痰饮气结用

胡世平强调附子半夏配伍为刚药之属，临床治疗以寒积、痰饮、气结、癥肿为主的病证，疗效非凡。《素问·阴阳应象大论》载："审其阴阳，以别柔刚。"刚药及刚剂的运用是临床独具特色的治疗手段。《临证指南医案》云，"辛温香燥皆刚"。简言之，刚药为气味俱雄之药，具有辛香、峻燥、宣动的特点。《本经逢原》曰："附子气味俱厚而辛烈，能通行十二经，无所不至……"《本草经疏》谓："半夏，柴胡为之使。辛温善散……"显然，附子与半夏均为刚药之属，二者配伍能够治疗沉寒痼疾、急危重症，包括中寒阴证、中风、厥逆以及喘嗽等。如《金匮要略·腹满寒疝宿食病脉证并治》记

载："腹中寒气，雷鸣切痛，胸胁逆满，呕吐，附子粳米汤主之。"附子粳米汤是治疗脾阳衰败、寒气积留所致腹痛的经典方剂，该方由附子、半夏、粳米、甘草、大枣组成。方中附子与半夏配伍，刚燥暖中，温阳祛寒，宣气止痛，能使停寒消解，积冷速除，腹痛立安。除此之外，半夏与附子同用还可见于《金匮要略》治疗寒气厥逆的赤丸；《伤寒论》治疗寒饮内停噎者的小青龙汤加附子；《圣济总录》治疗支饮，膈脘不利，咳嗽喘满的大半夏丸；《太平惠民和剂局方》治疗痰饮积聚，饮食不化的半夏散；《扁鹊心书》主治胃虚冷痰上攻，头目眩晕，呕吐痰涎的附子半夏汤。归纳以上方剂的特点，其运用附子半夏多以"寒""痰""气结"为病理因素。胡世平根据临床实践总结认为，附子半夏配伍为刚药相合，二者相反相磨，相激相荡，上下分治，能行能散，能通能补，具有通阳驱浊、祛寒散结、宣气止痛之功，尤其适用于以寒积、痰饮、气结、癥肿为主的病证。

第八节　喻嘉言"培养、招纳、解散"新解

中医学认为慢性肝病腹水属于"臌胀"范畴，中医药治疗腹水历史悠久，经验丰富，清代医家喻嘉言在治疗"单腹胀"时提出"培养、招纳、解散"三法，胡世平在总结先贤理论的基础上，进一步提炼丰富"培养、招纳、解散"三法为："培养"即腹水治脾，大补中气；"招纳"即升阳运枢，妙用风药；"解散"即蠲利水道，气血并疏。

一、单腹胀"培养、招纳、解散"三法溯源及内涵

单腹胀即单纯腹部胀大，青筋暴露，色素沉着，相当于现代医学慢性肝病所出现的腹水表现，其治疗难，预后差。清代医家喻嘉言在《寓意草·面议何茂倩令媛病单腹胀脾虚将绝之候》中，经验性地提出单腹胀（即腹水）的治疗应遵循"培养、招纳、解散"三法，并阐释了三法的具体概念："则有培养一法，补益元气是也；则有招纳一法，升举阳气是也；则有解散一法，开鬼门，洁净府是也。三法虽不言泻，而泻在其中矣，无余蕴矣。"此三法寓补于泻，以扶正固本为主，兼疏决壅塞之地。

二、攻泻妄用脾气微，腹水猖獗病难消

喻嘉言认为，单腹胀的发生与进展原因有三。一者，单腹胀发生后，医者妄用泻脾之药，导致元气耗损，病延难愈。如《寓意草》言："盖传世诸方，皆是悍毒攻劫之法，伤耗元气，亏损脾胃，可一不可再之药，纵取效于一时，倘至复肿，则更无法可疗。"二者，医者对单腹胀的责任病位认识不清，喻嘉言强调单腹胀的核心病位在于脾，由于脾土虚弱，气不周流，四维不运，清浊反作，气血水湿瘀滞不畅，壅塞胶结，牢固不破，故难疗而现危候。如《寓意草》记载："而单单腹肿，则中州之地，久窒其四运之轴，而清者不升，浊者不降，互相结聚，牢不可破，实因脾气之衰微所致。"三者，病治不宜，单腹胀患者多体虚而羸瘦，且经克伐之类损耗，泻之不宜，若不及时扶正，或补三消一，或补泻兼施，则愈损愈耗。如《寓意草》谓："且肿病之可泻者，但可施之西北壮盛及田野农夫之流，岂膏粱老少之所能受？……所以凡用劫夺之药者，其始非不遽消，其后攻之不消矣，其后再攻之如铁石矣。"综上，单腹胀的主要病位在脾，核心病机在于脾气衰微。

三、腹水治脾，大补中气

《景岳全书·肿胀》记载："单腹胀者，名为鼓胀……此实脾胃病也。夫脾胃为中土之脏，为仓廪之官，其脏受水谷，则有坤顺之德，其化生血气，则有干健之功，使果脾胃强健，则随食随化，何胀之有？"又《医学原理·肿胀门》言："肿胀之症，方书虽有曰寒曰热之不同、曰虚曰实之不一，原其大要，未有不由中气亏败，运动失常，以致水湿等气不得四布所致。"此外，《灵枢·经脉》云："足太阴之别……虚则鼓胀……"由经文可知，腹水的形成不论是从脏腑角度还是从经络角度，其致病根本原因在于脾土虚弱，气血水食不运不化，蓄积腹部，蕴久而成。因此，慢性肝病腹水的治疗应以健脾为主。盖脾气健旺，则转运承化如常，气滞得行，血瘀得运，水蓄得利，其阳道畅，其阴积祛，则腹水可除。胡世平通过大量临床发现，慢性肝病腹水病性为因虚致实，其病位在脾，治疗关键在于大补中气，不能见胀即消其胀，妄用耗气散气之属，不可见肿唯利其水，滥投泻肺膀胱之剂，亦

不能见血即散其瘀，屡行破血逐瘀之类。临证应以黄芪、白术、党参之品补益脾气，且用量要大。或言腹水腹胀，倘若投以补药，岂不加重？此塞因塞用之法，彼中气健旺，行运如常，终邪无所留，病渐愈也。

四、升阳运枢，妙用风药

脾主升清，以阳为用，以运枢为要，以风药为重。李东垣在《脾胃论》中指出："夫饮食入胃，阳气上行，津液与气入于心，贯于肺，充实皮毛，散于百脉。脾禀气于胃，而浇灌四旁，营养气血者也。"又《脾胃论·脾胃胜衰论》说："脾胃不足之源，乃阳气不足。"大抵脾阳升清，谷气留行，元气方能充沛，其输气散精，使清阳出上窍，浊阴出下窍，其化气血能充皮肤荣百脉，其行津液可利关节濡经络。此外，叶天士《临证指南医案》中也论及"太阴湿土，得阳始运"。显然，升发脾阳是人体生命活动正常运行的保障。《素问·刺禁论》曰"脾为之使"。《医学求是·血证求原论》谓："脾土为阴土，土位于中而火上、水下、左木、右金。左主乎升，右主乎降。五行之升降，以气不以质也，而升降之权衡，又在中气。"作为调节五脏生理功能及气机升降的枢纽，脾土司职在权，脾阳升运，则枢机得利，中轴转动，四维相合，升降有度，承克有制，则气血周流不休，机体生蕴无穷。胡世平在治疗慢性肝病腹水时应用升运脾阳，运转枢机时善用风药，他认为风药具有升、散、宣、通、动等特点，不仅可以助脾升清升阳，而且风药性辛走窜，上行下达，彻内彻外，功贵宣通行滞，能够散郁火、胜湿气、通经络、除瘀积、调神志，临证时应用防风、苍术、藿香等，每获殊效。

五、蠲利水道，气血并疏

唐容川《血证论》中记载，"水病则累血，血病则累气"。《医碥》亦云："气血水三者，病常相因，有先病气滞而后血结者，有先病血结而后气滞者，有先病水肿而血随败者，有先病血结而水随蓄者。"慢性肝病腹水在病情进展中常常表现为气、血、水相互为病。盖脾虚不布津液，津液滞于水道，壅塞而不通，此为水病；津液阻于血脉，凝结而不畅，此为血病；水道不通，血脉不行，气必郁结，此为气病。气滞、血瘀、水停壅滞胶结，三者为患蓄积腹部，损阳而难推陈致新，故阴邪盛，腹水作而难疗。若不及时通调气血水，使之蠲利畅通，则腹水加重，愈演愈烈，终至命期。诚然，蠲利水道、疏决气血是治疗慢性肝病腹水的关键。胡世平治疗本病时喜用参芪当归芍药散为基础方进行加减，气滞甚者加青皮、陈皮，血瘀甚者加三棱、莪术，水停甚者加车前子、防己。《医门法律·胀病论》记载："然则胀病岂无血分腹中坚大如盘者乎？多血少气，岂无左胁坚大如盘者乎？多气少血，岂无右胁坚大如盘者乎？"胡世平同样认为，基于气血水理论辨证治疗慢性肝病腹水，应根据气血水之多少及临床症状表现辨证，既要有所侧重，也应互为兼顾。这样既能够系统而动态地掌握疾病发展规律及病机演变趋势，又可以更好地因机而治，驱邪外出。

第九节　择时治疗理论及早攻晚补法

《素问·宝命全形论》曰："人以天地之气生，四时之法成。"择时治疗理论对于指导临床治疗疾病具有重要意义，胡世平基于此提出了"早攻晚补法"治疗肝癌腹水，疗效明显。

一、择时治疗理论探微

胡世平认为阴阳消长的变化是择时治疗的基础。《素问·脉要精微论》言："是故冬至四十五日，阳气微上，阴气微下；夏至四十五日，阴气微上，阳气微下。"由四时阴阳消长的规律可知：冬至一阳生，冬至至立春阳气微升，阴气微降；夏至一阴始，夏至到立秋阴气微升，阳气微降。人与天地相参，与日月相应，冬至至立春阳气初生，至立夏前逐渐隆盛，此阶段若阳气虚弱的患者能顺应阳气升发之势，并配合补益阳气的方药，可使疾病缓解明显。立夏至立秋，阳气已衰，阴气始盛，至立冬前阴盛明显，此阶段若阴血虚弱的患者能顺应阴气蓄盛之势，酌加补益阴血之药，则治疗效果突出。显然，借助四时阴阳更迭不仅能够掌握机体疾病的发生发展规律，同时也可根据阴阳盛衰之势灵活选择给药时间，这对于提升临床诊疗水平具有积极影响。《素问·金匮真言论》记载："平旦至日中，天之阳，阳中之阳也；日中至黄昏，天之阳，阳中之阴也；合夜至鸡鸣，天之阴，阴中之阴也；鸡鸣至平旦，天之阴，阴中之阳也。"通过经文可知，以日节律观察阴阳消长的变化，平旦至日中，阳气最盛；日中至黄昏，阳气略减；合夜至鸡鸣，阴气最盛；鸡鸣至平旦，阴气略减。根据一日阴阳消长的变化，《灵枢·顺气一日分为四时》对于疾病的转归与预后总结为"夫百病者，多以旦慧昼安，夕加夜甚"。据此，众多疾病病情多在平旦缓解，白天稳定，傍晚进展，夜间加重。其具体原因，书中阐释为："朝则人气始生，病气衰，故旦慧；日中人气长，长则胜邪，故安；夕则人气始衰，邪气始生，故加；夜半人气入脏，邪气独居于身，故甚也。"人气与病气生长盛衰的变化，根本在于阴阳消长。阳气盛、人气健则旦慧、昼安，阴气盛、病气强则夕加、夜甚。胡世平指出阴阳消长不论是四时的变化，还是一日的更替，其对疾病的防治均具有重要影响，运用择时治疗理论能够为中医药防治疾病提供新思路，并且为时间医学提供新方向。

此外，胡世平还指出，子午流注理论是中医时辰医学的重要内容。"子午"代表时辰，"流注"是指气血灌注。子午流注理论将一天 24 小时分为十二个时辰，分别对应十二地支，是一种根据日时干支推算人体脏腑、经络气血流注盛衰开阖时间，进而选取相应五输穴和原穴进行针灸治疗的方法。该理论最早起源于《黄帝内经》，具体包括子午流注纳甲法、子午流注纳子法及养子时刻注穴法。子午流注纳甲法又称子午流注纳干法，以天干为主按时开穴，取穴原则为"阳日阳时开阳经之穴，阴日阴时开阴经之穴"。子午流注纳子法是依据地支按时取穴的方法，也叫子午流注纳支法，多以子母补泻取穴法为选穴依据，即实证时，在气血流注至病经的时辰，取其子穴行泻法；虚证时，在气血流过病经的时辰，取其母穴进行补法。养子时刻注穴法，是配合阴阳、五行、天干、地支逐日按时开穴的一种针刺取穴法。该法以时干为主，按"阳时开阳经穴，阴时开阴经穴"的规律取穴。《针灸甲乙经》记载："随日之长短，各以为纪。谨候气之所在而刺之，是谓逢时。病在于阳分，必先候其气之加于阳分而刺之。病在于阴分，必先候其气之加于阴分而刺之。谨候其时，病可与期，失时反候，百病不除。"胡世平指出子午流注理论强调治疗疾病时应遵循"天人相应"的整体观念，"择时治疗""因时制宜"能更好地提高治疗效果。

胡世平认为五脏主时与生克也是择时治疗的重要体现。《素问·六节藏象论》言："心者……通于夏气。肺者……通于秋气。肾者……通于冬气。

肝者……通于春气。脾、胃、大肠、小肠、三焦、膀胱者……通于土气。"从五脏主时的年节律来看，肝主春，心主夏，脾主长夏，肺主秋，肾主冬。通俗来讲，五脏主五时，应其时则盛，逆其时则衰。明确五脏与五时变化对疾病的发生、发展、预后的影响，能够指导临床医生科学、合理、有效用药。《素问·脏气法时论》云："肝病者，平旦慧，下晡甚，夜半静……心病者，日中慧，夜半甚，平旦静……脾病者，日昳慧，日出甚，下晡静……肺病者，下晡慧，日中甚，夜半静……肾病者，夜半慧，四季甚，下晡静。"从五脏主时的日节律而言，肝主平旦，心主日中，脾主日昳，肺主下晡，肾主夜半。五脏应其时则病愈，逆其时则病进。《素问·脏气法时论》载："病在肝，愈于夏，夏不愈，甚于秋，秋不死，持于冬……"由经文阐述可知，主时之脏与时令之间的五行生克关系对于疾病亦具有重大影响。以肝病为例，由于阳气在夏天升发开散，肝气郁结者能缓解；由于秋天对应五行属金，其脏气之盛，必克已衰之肝木，故为病甚；至于冬，五行属水，水生木，故病情趋向平稳。故《灵枢·顺气一日分为四时》又云："脏独主其病者，是必以脏气之所不胜时者甚，以其所胜时者起也。"胡世平强调，认识五脏主时及生克之间的关系，对于临床择时治疗、因时防变、依时防传具有重要的临床指导意义。

二、早攻晚补法治疗肝癌腹水

依据阴阳消长的日节律，"阳气者，一日而主外。平旦人气生，日中而阳气隆，日西而阳气已虚"，人体在平旦阳气初萌，至日中而隆盛，日西而衰弱。《医理真传》曾强调："子不知人之所以立命者，在活一口气乎？气者，阳也……阳气流通，阴气无滞，自然胀病不作。阳气不足，稍有阻滞，百病丛生，岂独胀病为然乎？"肝癌腹水主要累及的病位为肝，且肝主疏泄，以阳为用，平旦至日中，人体阳气盈满，正气健强，使用早攻法，能够做到攻邪而不伤正；夜间阳气衰微，邪气独盛，应用晚补法，可使养正而不助邪。从五脏主时的日节律而言，"肝病者，平旦慧，下晡甚，夜半静"。因平旦寅卯，木旺时也，故爽慧；下晡申酉，金之胜也，故加甚；夜半亥子，木得生也，故安静。肝癌腹水平旦使用攻法，能从正气以祛邪；下晡至夜使用补法，一者防肺金之克伐，二者助肾水之滋生，此扶正气以御邪。胡世平指出用早攻晚补法治疗肝癌腹水是因时制宜的具体体现，不仅理论基础完备，而且临床疗效明显，同时现代时间医学同样提出应根据昼夜节律对癌症的影响而合理选择给药方法。此外，肝癌腹水临床多表现为朝宽暮急，存在早晨缓解夜间加重的特点，应用早攻晚补法遵循了疾病发生发展的规律，故早攻晚补法是择时治疗与临床特异性表现相结合的可靠有效治法。

第十节　推陈致新发微

中医学"推陈致新"中的"陈"泛指人体内的各种内邪，如气滞、血瘀、热结、痰饮等，"推陈"即通过消除邪气，消除各种致病因素或病理产物，如宣畅气血、行郁散结、和解表里、疏利肝胆、通利二便等；"新"指人体气机调畅，气血津液等精微物质自生的生理状态，"致新"即通过激发和扶助正气、补益气血、生发少阳等方法，促进人体气血津液的正常化生与运行，促进脏腑的气血调和。胡世平认为，"推陈致新"是以顺应自身正气祛邪之势以及气血津液的新陈代谢为核心，通过顺应人体的自我调节趋势，维护自身生理功能，促进疾病向愈，寓有邪气不除，正气不复之意，反映了中医扶正祛邪的辨证观。

《素问·至真要大论》言："谨守病机，各司其属，有者求之，无者求之，盛者责之，虚者责之，必先五胜，疏其血气，令其调达，而致和平。"注重顺应自身正气祛邪之势和气血津液的新陈代谢过程，协助人体自然排邪，这种顺应人体生理功能的规律在中医理论中叫作气化，即人体气的运动与变化，包括气血津液的代谢以及转化、脏腑功能的发挥等。人体本身的气化活动、生理功能是不可替代的，也就是现代医学所说的自愈力，治疗上通过"养"与"和"协助机体自愈。胡世平强调运用"推陈致新"思想不仅可逆转病势，同时也能达到正气不伤或正气少伤的目的。

临证治疗肝纤维化、肝硬化时，胡世平指出治疗的关键在于通过"推陈致新"，协调肝脾功能，加强气化动力，调节气机升降，使病理产物消除的同时，促进人体气血津液正常化生。其具体治法主要有健脾、疏肝、化瘀。补益脾气，使气血生化有源，水谷精微得以正化；调理肝气，畅达全身气机，促进气血津液的输布。在胡世平所创的柴芪益肝方中，柴胡为君，既能调理肝气，推陈致新，又能合诸药引至肝经；黄芪不仅能益气建中，还能补肝经生升之气，通调血脉。血为气之母，故辅以臣药女贞子、白芍滋阴养血，养肝之体以助肝用。肝病日久，毒邪、痰浊、血瘀互结，故佐以丹参祛瘀生新，鳖甲软坚散结，虎杖清热解毒。全方既通过柴胡、丹参、鳖甲、虎杖疏肝活血、软坚散结、清热解毒等"推陈"，又通过女贞子、白芍、黄芪补精益气、生发少阳促进气血化生以"致新"。诸药配合，使补而不滞邪，通而不伤正，陈去新生，促进疾病向愈。

第十一节　治肝五法与柴芪益肝颗粒的创制

慢性肝病为临床常见病与多发病，胡世平深研经典，在长期的大量临床实践中，创造性地提出了治肝五法且研制效方，应用临床，收效颇丰。

一、遵经旨

（一）肝以阳为用

《素问·生气通天论》指出："阳气者，若天与日，失其所，则折寿而不彰……"阳气司职人体一切生命活动，阳气充足，通达周身，阴气无滞，虚邪贼风可御，诸病顽疾不起。因此，重视阳气在防治疾病中的作用十分关键。《临证指南医案·肝风》言："故肝为风木之脏，因有相火内寄，体阴用阳。"肝以阳为用，一方面肝阳健，则能司肝用；肝用畅，则能助疏泄；疏泄利，则气机有序；气机衡，则出入得蠲；出入蠲，则蕴化万象。另一方面，肝阳足，则体阴有化；体阴化，则肝阳可制；故能体用合宜，以致阴平阳秘，精神乃治。另外，肝阳兼具相火之能，人非此火不能生，重视肝阳在慢性肝病中的影响十分必要。

（二）顺其性为疏

《读医随笔·平肝者舒肝也非伐肝也》记载："肝之性，喜升而恶降，喜散而恶敛。"简言之，肝喜条达而恶抑郁。《素问·六节藏象论》强调："肝者，罢极之本，魂之居也……此为阳中之少阳，通于春气。"首先，从生理角度而言，肝为少阳，为初生之阳，应春生气而主持升发之能，其气本弱，因此更需要关注肝气和顺与否。其次，在慢性肝病的进展过程中，湿、毒、瘀、痰等病理产物留蓄，常常致使肝失疏泄，而肝失疏泄直接导致肝气升发畅达之性受损，其最终结局则进一步加重肝失疏泄的程度。如此恶性循环，慢性肝病缠绵无期，病难速愈，往往进展。

（三）运枢以推陈

《说文解字》中"枢"字的解释为"户枢也"，即门上的转轴，后世引申为枢纽、中心之义。中医理论认为，肝胆为气机出入之枢，对于人体气机的调节与平衡具有关键作用。此外，脾胃为气机升降之枢，是气机升降有序的主要调控者。而脾胃司职气机升降的功能，与肝主疏泄密切相关。如《素问·宝命全形论》记载"土得木而达"。《读医随笔·平肝者舒肝也非伐肝也》亦提道："凡脏腑十二经之气化，皆必藉肝胆之气化以鼓舞之，始能调畅而不病。"而且《素问·六微旨大论》强调："出入废则神机化灭，升降息则气立孤危……是以升降出入，无器不有。"显然，运转肝胆、脾胃之枢是机体实现新陈代谢的关键。

（四）降浊致生机

《黄帝内经素问集注》录有："木乃水中之生阳，故肝主疏泄水液。"《血证论·脏腑病机论》言："肝属木，木气冲和调达，不致遏郁，则血脉得畅。"显然，肝对机体水液代谢、血液运行具有重要的调节作用。慢性肝病，病位多责于肝，肝用不畅，疏泄失宜，肝枢不利，则气机紊乱、水液停蓄、血行受阻，气血水胶结，积留不去，则变生浊毒，进一步加重慢病肝病。因此，此阶段行气滞、除湿热、化瘀血、祛痰饮、清浊毒等，是司复肝主疏泄功能正常、蕴化生机的重要保障，同时也是延缓慢性肝病进展、改善慢性肝病病情的有效举措。浊邪降则木德周行，阳舒阴布，五化宣平。

（五）育阴强肝体

《格致余论》有言："阳常有余，阴常不足。"朱丹溪认为，人体阳气充足，而阴液常常表现为不足。而肝以阴为体，一方面，从生理角度来看，肝阴本身亏虚。另一方面，从病理角度而言，慢性肝病的初始发病阶段以损耗肝气、肝阳为主，一旦失治误治，病情进一步加重，则日久损及肝阴。肝阴不充，则肝体失养，加之浊邪留滞，肝络壅堵，肝体逐渐硬化，功能废灭，诸症叠起，可作黄疸，可致腹水，可生腹胀，至肝体败坏，癥瘕渐著，则病情危矣，贻害无穷。况且，在临床慢性肝病诊疗过程中，众多医者习用清热解毒等苦寒药，苦寒伤阴，因此肝阴亦不足，肝体始终不充，不充则不健，不健则难为刚脏，不为刚脏则推陈致新难展，故而慢性肝病迁延不愈。

二、纠时弊

大量的临床观察和文献报道显示，慢性肝病的病机多被认识为肝郁脾虚、湿热蕴结、浊毒内蕴等，且治疗多以清热解毒为法，药性多为寒凉，但肝本刚柔并济之脏，过用寒凉必致阳气衰败。加之现代人生活饮食、作息的改变，阳气损耗日益严重，肝阳虚的患者所占比例也越来越多。此外，慢性肝病在疾病进展过程中，由于本体阳化气功能失职，阴寒内生，湿盛气滞，痰浊不化，瘀血内生，蕴热酿毒，正邪相持交争不下，病久缠绵难愈，进一步加重了对阳气的损耗。虽然少部分研究提出了补肝阳的观点，但尚未引起临床医务工作者广泛的关注与重视。与此同时，苦寒药多具沉降之性，而肝喜升散而恶抑郁，其性不展，则疏泄难用，治疗上运转枢机的治法也鲜有被提出。基于以上，胡世平提出了治肝五法以纠时弊，即扶肝阳、顺肝性、运肝枢、降肝浊、育肝阴，以期提升慢性肝病的诊疗水平。

三、创五法

（一）扶肝阳

叶天士曾指出："考《内经》肝病主治三法，无非治用治体。"肝阳本虚，扶肝阳可使肝用畅，进而起到疏达机体一切功能活动的作用。胡世平亦强调，鉴于肝以阳为用的特性，在慢性肝病的诊疗过程中，扶助肝阳的治法应贯穿始终。扶肝阳并不是指峻用辛温大热之品，而是采用具有补肝气的药物或者风药助阳、升阳以宣通。一者，肝阳本具升动之性，辛温峻烈之品容易导致阳亢。二者，如慢性肝炎病毒活动期，应用补阳温阳之属不利于病毒的清除。胡世平临证之时喜用黄芪补益肝气以扶助肝阳，诚如张锡纯所言："肝属木而应春令，其气温而性喜条达，黄芪之性温而上升，以之补肝原有同气相求之妙用。"此外，现代药理学及基础研究也发现，黄芪对于肝炎、肝硬化、肝癌均有较好的治疗作用。

（二）顺肝性

《素问·六元正纪大论》言，"木郁达之"。《素问·五常政大论》亦记载："发生之纪，是谓启陈，土疏泄，苍气达，阳和布化，阴气乃随，生气淳化，万物以荣。"肝气疏畅，顺性而达，是机体气血、津液、饮食运化如常的关键。四逆散是疏肝的名方、验方，胡世平临床治疗慢性肝病时擅用四逆散疏理肝气，他认为四逆散不仅是疏肝的有效方剂，同时还具有和阴阳、调枢机、畅三焦等作用，肝性顺遂，则疏泄得宜，一气周流，脏腑坚固，血脉调和，经络濡利，百骸健强，故正气存而御百邪。临证时，对于肝气郁结兼有湿热者，胡世平常联合龙胆泻肝汤加减；兼有瘀血者，常配伍丹参、莪术；毒邪突出者，垂盆草、叶下珠为佳；脾虚明显者，苍术、白术同用；气滞为甚者，青皮、陈皮共伍。

（三）运肝枢

前文已述，肝脏是调节气机升降出入的主要脏腑之一。起枢开阖，气化如常，是机体推陈致新，淳化生机的重要因素。胡世平治疗慢性肝病喜用小柴胡汤运转肝枢。一方面，"少阳为枢"，小柴胡汤中柴胡、黄芩主入少阳，是调畅枢机的主药。另一方面，《伤寒杂病论》第230条记载："阳明病，胁下硬满，不大便而呕，舌上白苔者，可与小柴胡汤。上焦得通，津液得下，胃气因和，身濈然汗出而解。"由经文之义可知，小柴胡汤具有畅利三焦之用。而三焦是畅达内外，通行表里，灌养周身的主要场所。如《中藏经·论三焦虚实寒热生死顺逆脉证之法》言："三焦者……总领五脏六腑、营卫经络、内外、左右、上下之气也。三焦通，则内外、左右、上下皆通也。其于周身灌体，和内调外，荣左养右，导上宣下，莫大于此者也。"此外，《神农本草经》指出，柴胡"味苦，平。主心腹肠胃结气，饮食积聚，寒热邪气，推陈致新"。综上，小柴胡汤不仅可以启枢开阖，而且兼具畅达三焦、推陈致新之殊用。

（四）降肝浊

随着慢性肝病的不断进展，肝脏司职疏泄、调达、藏血等功能紊乱，诸邪留滞，百废不兴。《素问·至真要大论》言："必先五胜，疏其血气，令其调达，而致和平。"因此，祛除湿、热、瘀、毒、痰等病理产物，是复司肝用，荣养肝体，疗愈肝病的前提。《临证指南医案》记载："……久则邪正混处其间。草木不能见效，当以虫蚁疏通逐邪。"针对此阶段的治疗，胡世平在应用清湿热、祛瘀血、化痰浊、消浊毒的基础上，常常配伍使用虫类药。他认为虫类药为气血有情之品，较无情草木及矿物类药灵奇，能够内达脏腑，外通经络，畅上达下，左右逢源，尤其对于清剿胶结盘错壅遏之邪，其功效别具一格。

（五）育肝阴

肝阴不足是慢性肝病进展至中晚期的主要病机。因此，该阶段应以滋养培育肝阴为治疗大法。盖肝阴足则肝用健，肝用强则疏泄利，其主司气血津液运行有常，则无气滞、瘀血、痰饮、浊毒等病理产物蓄积，肝体充养，肝用得权，体用相宜，自然升降有序，出入有衡，生机蓬勃，驱寇逐邪。《灵枢·本神》曰"肝藏血，血舍魂"。李中梓《医宗必读·乙癸同源论》亦言："东方之木，无虚不可补，补肾即所以补肝。"胡世平培育肝阴时主张补肝血与滋肾阴两方面并重，常用四物汤、一贯煎、二至丸及六味地黄丸进行化裁。现代研究发现，以上方剂对慢性肝病具有良好的治疗作用。

四、制效方

胡世平根据治肝五法，研制出经验方剂——柴芪益肝颗粒（黄芪、茯苓、甘草、黄精、柴胡、白芍、赤芍、丹参、鳖甲、茵陈、山豆根、垂盆草），临床与基础研究均证实该方对慢性肝病治疗安全有效。方中黄芪、茯苓、甘草合而扶助肝脾之阳，白芍、黄精共奏育养肝体之效，以承"体阴用阳"之旨；赤芍、丹参、鳖甲活血化瘀，茵陈清热祛湿，山豆根、垂盆草清热解毒，以上左右逢源，各司其职，消积行滞，以达降泄肝浊"邪尽正复"之用；又伍柴胡引经达所，运转枢机，顺遂肝性，推陈致新，以奏"启阖运枢"之功。诸药共合五法，故而肝用畅、肝性遂、肝枢运、肝浊降、肝阴充，扶正祛邪，攻无不克。

第十二节 中焦瘀堵学说的提出及治疗思路

胡世平在阅读大量中医经典的基础上，在丰富的临床实践中，根据脾胃脏腑生理功能及病理改变，提出"中焦瘀堵"学说，并阐明脾胃气虚为中焦瘀堵之本，升降败乱为中焦瘀堵之渐，清浊相干为中焦瘀堵之要。治疗上胡世平强调以"活、通、散"三法疏通"中焦瘀堵"，即益气升阳法"活"脾胃正气，辛开苦降法"通"中焦之枢，激浊扬清法"散"瘀堵之地。

一、中焦瘀堵学说理论基础

（一）中焦生理观

《难经·三十一难》记载："中焦者，在胃中脘，不上不下，主腐熟水谷……"《灵枢·营卫生会》亦云："中焦亦并胃中，出上焦之后。此所受气者，泌糟粕，蒸津液，化其精微，上注于肺脉，乃化为血，以奉生身，莫贵于此……"由经文可知，中焦主要指脾胃，其主要生理功能是参与饮食物的运化腐熟和气血化生。另外，《素问·六微旨大论》言："出入废则神机化灭，升降息则气立孤危……非升降，则无以生长化收藏。是以升降出入，无器不有。"脾胃位居中央，灌溉四旁，枢决四象，是机体气机升降的枢纽，诚如《医碥》中所云："肝主升，肺主降……心主动，肾主静……而静藏不至于枯寂，动泄不至于耗散，升而不至于浮越，降而不至于沉陷，则属之脾，中和之德之所主也。"显然，中焦脾胃升降有序，则四维运转，清浊可辨，脏安腑和，苛疾不生。

（二）中焦病理观

《古今医统大全》指出："脾胃虚，则五脏六腑、十二经十五络、四肢百骸皆不得营运之气，而百病生焉。"简言之，中焦脾胃虚弱是致生百病的根本原因。就脏腑角度而言，脾胃虚弱，生化气血不足，病于心，心脉失养，心神失御；病于肝，肝体不充，肝用失畅；病于肾，肾精难化，作强不能；病于肺，宣肃无权，呼吸不利；病于肠，清浊不泌，传导失调；病于膀胱，失于气化，收摄难继；病于胞宫，经血无源，地道不荣；病于胆腑，胆汁不用，清虚混沌；病于三焦，气水不畅，积沉纳垢。从经络四肢百骸而论，脾胃虚弱，经脉不通，关节不利，四肢不用，百骸失濡。此外，从病理角度来看，脾胃虚弱，气滞、湿阻、热蓄、痰积、寒凝、水停、血瘀、毒聚，皆相扰为乱。

二、中焦瘀堵学说内涵发微

（一）脾胃气虚为中焦瘀堵之本

中医学认为脾胃作为中焦的核心，其运化水谷、化生气血的功能为整个机体生命活动正常运行提供了物质基础。《难经·八难》记载："气者，人之根本也，根绝则茎叶枯矣。"《中藏经·论胃虚实寒热生死逆顺脉证之法》强调："胃者，人之根本也，胃气壮，则五脏六腑皆壮。"《素问·经脉别论》亦言："勇者气行则已，怯者则著而为病也。"从经文之意可知，脾胃之气为人之根本，人有此生，全赖此气。脾胃之气壮，则脏腑安和，功能如常，人之体质亦强实而不病。一旦脾胃气虚，一方面，脾胃运化功能受损，气机停滞，水液停蓄，饮食积滞，气水食相合为患，盘根错节，形成瘀滞，若进展迁延，血液运行亦受阻，诸邪蕴结，滞而不行，瘀而不通，则中焦瘀堵始成。另一方面，中焦瘀堵不仅增加了脾胃运化的负担，还致使脾胃之气愈损愈烈，进一步加重瘀堵的程度。如此恶性循环往复，则四旁无供养之源，经络无濡养之机，四肢百骸无荣养之化，致生百病，贻害无穷。诚然，脾胃气虚是导致中焦瘀堵的根本原因。

（二）升降败乱为中焦瘀堵之渐

《类经附翼·医易义》言："死生之机，升降而已。"《四圣心源》记载："中气衰则升降窒……四维之病，悉因于中气。"《医学求是》亦明确提出："中气为升降之源，脾胃为升降之枢轴。"显然，升降有序对于维持机体气化过程和脏腑功能有序进行至关重要，而调节升降的核心脏腑在于脾胃。中气健旺，脾胃升降相因，枢轴运转，一气周流，万象更新，则生蕴无穷。前文已述，脾胃气虚是中焦发生之本，随着脾胃气虚的进一步加重，脾胃纳运不及，化而失司，通行不利，枢而难决，有生湿者，有炼痰者，有血瘀者，有毒聚者，因虚致实而病。阴邪留蓄，阳道不畅，气机乖戾，升者不升，降者不降，上下不通，内外不布，表里不达，出入不衡，故而生机紊乱，病期如至。人身气贵流行，百病皆由愆滞，"升降息则气立孤危"。因此，升降败乱是中焦瘀堵不断进展的重要因素，斡旋升降、平衡出入是治疗的关键。

（三）清浊相干为中焦瘀堵之要

《灵枢·阴阳清浊》记载："受谷者浊，受气者清，清者注阴，浊者注阳，浊而清者上出于咽，清而浊者则下行，清浊相干，命曰乱气。""清浊"是指奉养机体的精微物质。关于清浊的走注方向，《黄帝内经》总结为"清阳出上窍，浊阴出下窍；清阳发腠理，浊阴走五脏；清阳实四肢，浊阴归六腑"。根据经文之旨，可概括为清阳升而浊阴降，清升浊降是确保生命活动正常进行的必要条件。一旦清浊不分，相互干扰则贻害无穷。如《灵枢·五乱》中提道："清浊相干……气乱于心，则烦心密嘿……乱于肺，则俯喘喝……乱于肠胃，则为霍乱……乱于头，则为厥逆，头重眩仆。"另外，脾胃是维持机体清升浊降的关键。如《四圣心源》记载："胃主降浊，脾主升清。湿则中气不运，升降反作……人之衰老病死，莫不由此。"当人体脾胃虚弱时，升降逆乱，清阳下陷，浊阴上逆，清浊相干，混沌交合，肆虐无制，气血水神俱乱，壅滞胶结，缠绵中焦，则瘀堵加剧，神机泯灭。因此，清浊相干为中焦瘀堵之要。

三、中焦瘀堵学说治疗思路

（一）益气升阳法"活"脾胃正气

《本草通玄》记载："土旺则清气善升而精微上奉，浊气善降，而糟粕下输……"《华氏中藏经卷上·论五脏六腑虚实寒热生死逆顺之法》曰："虚则补之，实则泻之，寒则温之，热则凉之，不虚不实，已经调之，此乃良医之大法也。"补益脾胃是中焦瘀堵治疗的关键。但考虑到脾气升运清阳的生理特性，脾胃气虚，则清阳下陷，浊气上犯，清浊逆乱为患，则诸疾骤起。如《脾胃论》云："损伤脾胃，真气下溜，或下泄而久不能升，是有秋冬而无春夏，乃生长之用，陷于殒杀之气，而百病皆起。"故胡世平针对中焦瘀堵提出益气为先的同时，强调升阳。一方面，阳气是人体物质代谢、能量转化及维持生理功能正常进行的原动力。升阳能够推动脾胃阳气流通，脾胃之气激活，则运化功能如常，推陈致新有途，自然阴气无滞，百病不生。另一方面，佐以升阳之品，阳有化气消浊之功，一者阳升则阴降，此为升阳气以降浊气之法；二者阳气足则阳道畅，脏腑经络、四肢百骸得濡，则机体生化长养得助，生命之机源泉不竭。胡世平在临床诊疗时常用升阳益胃汤进行化裁加减，并且根据"岭南多湿，湿遏伤阳"的地域特点，强调运用方中具有升阳作用的风药如柴胡、防风等剂量要大，通常防风用至30g。

（二）辛开苦降法"通"中焦之枢

《素问·阴阳应象大论》阐明："气味辛甘发散为阳，酸苦涌泄为阴。"辛味药具有升发宣散的特性，而苦味药则以降泄为功用。在方药的配伍过程中同时应用辛温药和苦寒药，被称为辛开苦降法。辛开苦降法形成于《黄帝内经》，对该法使用集大成者当属汉代医家张仲景，其创制的以半夏泻心汤为主的系列方在临床应用广泛，效果显著。胡世平认为辛开苦降法在中焦瘀堵中的应用其主要作用在于斡旋气机，复司升降。《素问·至真要大论》言"阳明之复，治以辛温，佐以苦甘"，强调辛开苦降法是恢复脾胃功能、平衡升降的关键。因辛味药可升脾气，可助脾运，可散脾壅，而脾以升为健，药与脏合，则升者可升；苦味药可降浊阴，可泄积滞，可涤宿邪，又胃以降为顺，药与腑配，则降者可降。脾升胃降，则气机通调，其清阳可升，阴滞可消，因以壅滞瘀堵可除。黄元御曾言："人之中气，左右回旋，脾主升清，胃主降浊。在下之气，不可一刻而不升；在上之气，不可一刻而不降。"诚然，脾胃升降如常，清浊复位，一气周流，枢转得利，四维为继，气血水神，无往不利，何患无治？临证之时，胡世平常用四逆散和半夏泻心汤进行化裁。一者，土壅木郁，肝之疏泄亦不及；二者，肝胆为机体出入之枢，出入权衡则升降得复。胡世平临证常用黄芪畅肝阳，利疏泄；香附解肝郁，行气滞；生麦芽和肝性，遂肝用。

（三）激浊扬清法"散"瘀堵之地

《经历杂论》曾言："善用兵者，必先屯粮；善治邪者，必先养正。其有邪实正虚之证，不去邪正不得复，不养正邪不能解，妙在祛邪不伤正，扶正不助邪，斯得法矣。"胡世平创中焦瘀堵治疗三法宗固本清源之旨，前文所述两法为固本，激浊扬清法为清源之用。激浊扬清法是指通过使用祛除气滞、痰湿、瘀血、浊毒、湿热等病理产物的方药，以使清浊各归其主、各安其所、各司其职的一种治法。清浊相干，混沌壅滞，气血水神皆相扰，脏腑功能俱紊乱，无升降，无出入，陈积不除，致新无源，生机幻灭。因此使用激浊扬清法以散瘀堵之地，以调升降，以复生化。胡世平在临证时常用越鞠丸合小柴胡汤进行加减化裁，一者，越鞠丸能解六郁；二者，小柴胡汤可以畅通三焦。六郁解，三焦畅，则清浊顺从，脏安腑和。临证中胡世平根据病理产物之异、程度之别，权衡用药，如湿盛者，白术、苍术同用；痰著者，半夏、茯苓同用；气滞甚者，陈皮、青皮同用；瘀血显者，丹参、当归同用。

第十三节　从"金木交互"论治慢性肝病

从"金木交互"论治慢性肝病具有扎实的中医理论基础，即从五行生克角度而言，亢则害，承乃制，慢性肝病常常容易引发肝气、肝火、肝阳亢而无制，佐金可以平木，慢性肝病迁延不愈，肝阴不足，金水相生亦能补其不足，充养肝体。从气血化生理论来看，肺主气，肝藏血，气血运行有常，则肝体用俱健；此外，从气机升降出入而论，肝左升而肺右降，升降相因，则出入有度，无器不有。故针对慢性肝病的治疗，胡世平提出以"金木交互"理论为视角的治疗思路，包括培土生金以制木、金水相生以涵木、复司升降以畅木。

一、从"金木交互"论治慢性肝病的理论基础

（一）五行生克

《素问·六微旨大论》记载："亢则害，承乃制，制则生化，外列盛衰，害则败乱，生化大病。"由经文可知，五行相互制约、脏腑相互协调是机体生化有常的关键，一旦某一行亢乱，平衡失序，则贻害无穷。就肝肺而言，肝在五行中属木，肺在五行中为金。在生理情况下，肝木顺遂畅达，疏泄得利，藏血有权，气化如常，则行春令而安脏腑，濡经络，养百骸，诸疾不生。众所周知，慢性肝病主要病位在肝，初始阶段主要为肝气郁结，继则郁而化火，肝火旺盛，随着病情的进展，火愈炽盛，肝火引动肝风肝阳，则病情逐渐加重。慢性肝病的进展，一方面责之于肝气、肝火、肝阳本身亢盛，

亢而无制，动乱诸邪，合而致患，遂致纠缠不痊，另一方面，也与肺金克制不及有关。诚如《医经溯洄集·五郁论》中强调的："如木过者，当益金，金能制木，则木斯服矣。"肺金乘克有制则肝木不亢，肝木不亢则气可畅利，火可生化，阳可长养，虽有贼邪，亦能平叛诸乱，故而肝病不进，调理可痊，治之可愈，功奏尤捷，此阶段应以泻肝为主，兼以荣金。此外，亦有肺金本虚，肝木反侮之机，倘若投以补养肺金之品，行以治节之令，则妄乱之肝木自平。此五行制化之旨，实为善法，临证之时，不可不察。

（二）气血调节

《素问·调经论》指出："人之所有者，血与气耳。"《妇人大全良方》亦言明："夫人之生，以气血为本。人之病，未有不先伤其气血者。"气血是构成人体和维持机体一切生命活动的物质基础。气血盈满，调和布达，则身形可充，神机可养，形神合一，脏安腑和，病安从生？纵有虚邪贼风，亦能御外而除，故而尽享天年，度百岁而不衰。因此，重视气血在人体疾病发生发展中的作用对于防治疾病具有重要意义。《素问·五脏生成》记载："诸气者，皆属于肺。"《素问·六节藏象论》同样阐明，"肺者，气之本"。显然，肺主机体一身之气，不论是对于气的生成还是调节均起到关键作用。此外，"肺朝百脉"，"肺主治节"，肺脏参与并调摄机体血液的运行与输布。而肝主藏血，主疏泄，同样在机体气血生化与输布中扮演着重要角色。不仅如此，从经络气血流注而论，气血运行始于肺而终于肝，循环往复，周而复始，更加佐证了肺肝二脏在疏调气血中的作用。综上，肝肺二脏是人体气血生化有源、运行有常的核心调控者。朱丹溪曾言："气血冲和，万病不生，一有怫郁，诸病生焉。"慢性肝病的发生发展与气血失调密切相关。一般而言，初病在气，延久病血，气血俱病，体无奉养，神无所御，轻病变重，至生痼疾，剧则危亡。今观众医家蠲理气血之法，调理脾胃者甚多，殊不知，肺为气之主，肝为藏血之脏，肺气不调，肝血不藏，周身之气血如无统之军，自失其制，不战自败，纵有驱贼逐寇之能，亦不可尽拔刺雪污之效。且金木交互，生理交互，病理相连，此治病求本之法，岂有舍近求远之理？

（三）升降出入

《素问·六微旨大论》言："出入废则神机化灭，升降息则气立孤危。故非出入，则无以生长壮老已；非升降，则无以生长化收藏。是以升降出入，无器不有。"人体气机升降有序、出入得宜是一切脏腑活动正常进行的前提，而肝肺二脏是司职气机升降出入平衡的关键。如叶天士强调："人身气机合乎天地自然，肺气从右而降，肝气从左而升，升降得宜，则气机舒展。"肝生于左，以升为宜，肺生于右，以降为顺。生理情况下，肝气左升，肺气右降，二者升降相因，出入龢利，循环往复，气机流转，顺通畅达，"龙虎回环"，中州脾胃听令，因以脾升而胃降，心肾水火之脏得旨，故能心降而肾升。因此肝升肺降是机体气血津液生化无穷，源源不竭的保证，同时也是实现机体"阴平阳秘"，百病不生状态的基础。一旦肝升肺降紊乱，则全身气化无常，有病气者，有患水者，有败血者，有蓄痰者，有酿毒者，诸邪并起，经络壅塞，脏腑失职，何愁患而不至？况且，邪乱交错，升降出入再衰，恶性循环，岂不生机泯灭，身殒命丧也？《本草经疏·十剂补遗》谓："升降者，治法之大机也。"《医学求是》亦云："明乎脏腑阴阳升降之理，凡病皆得其要领。"与此同时，现代研究也表明，调畅气机升降出入对于提高慢性肝病的治疗水平具有积极的意义。

二、从"金木交互"论治慢性肝病的具体方法

（一）培土生金以制木

《金匮要略·脏腑经络先后病脉证》云："见肝之病，知肝传脾，当先实脾。"简言之，当肝木过盛之时，最先致伤的脏腑为脾，即中医五行学说所言的"木乘土"。慢性肝病在发生与发展过程中存在肝气实、肝火旺、肝风摇、肝阳亢的病机演变，亢盛为害，欺强凌弱。叶天士谓："肝病必犯土，是侮其所胜也。"肝木盛而无制，一方面，克伐脾土，导致脾胃更虚，脾胃纳运失济，升降失衡，故而气血乏源，肝体用无源，无以剿除贼邪，则进一步加剧慢性肝病的病情；另一方面，肝气有余，反侮肺金，导致肺金虚弱，依五行生克之理，金克木，今肝木侮肺金，金虚木盛，则制衡乏效，肝木无制，纷症杂合，必难尽述，病益深矣。况且脾土为肺金之母，脾土愈虚，肺金无以供养，继之肺金不足加剧，如此往复，慢性肝病岂有可瘥之时？因此，胡世平依据五行生克之理以及"金木交互"之论，针对慢性肝病肝木盛实为主的治疗时，提出培土生金以制木的治疗方法。一者，培土可抑木；二

者，荣金以制木。该法尤其适用于慢性肝病中晚期所表现出的肝肺综合征、腹胀、腹泻及腹水等症。胡世平临证之时，喜用柴芍六君子汤为基础方化裁而治，每获殊效。文献研究同样发现，培土之法能够有效缓解慢性肝病的症状，提高临床疗效。此虽未言及培土生金之要，亦深蕴其中矣。

（二）金水相生以涵木

《续名医类案·胁痛》录有一案："陈理堂母六旬外，久病胁痛，每发必伏枕经旬。医所与皆香附、郁金、青皮、木香、小茴、延胡索、五灵脂、龙胆草之类，或配六郁，或偕左金而已。近发则腰背胀痛，呕逆便秘，口燥不眠，脉则两寸搏指，两关弦而乏韵，此将成关格之候。投以滋水养肺金之剂，或入川楝，或入川连，只一二剂即愈。"该案中患者久病胁痛，前医以寻常之法而治，投以香燥之品，虽亦有佐金之品，然未奏效，且病情加剧，后舍前医之治，以滋水养金而效。此胁痛之减，诸症之瘥，若不以金水相生，肝木得滋，始难无患。诚然，慢性肝病所表现出的胁痛应审证求机，切不可一味乱投香散破血之品，只求近功，不希远效，若肝阴已亏，岂不火上浇油？况且乙癸同源，补肾即可生肝，而养金一者能助肾水生，肾水生则肝阴充，肝阴充则肝木涵，肝木涵则疏泄得利，藏血有源，体用相合，虽有顽疴，亦可减缓而有功效；肺金足，不受其噬，则肝木燔烁之势必衰颓，其乱有制，乘克有序，自然显效而达，何患无药可治？胡世平临证对于慢性肝病阴虚为患者，常以金水相生以涵木为立方治病之旨，喜用麦味地黄丸加减治疗，肝火甚者佐川楝子、栀子，肝风邸张者佐天麻、钩藤，血瘀明显者佐丹参、赤芍，此中化裁，不胜枚举，因质、因类、因度而变。

（三）复司升降以畅木

《四圣心源·积聚根源》记载："血性温暖而左升，至右降于金水，则化而为清凉。血之左积者，木之不温也；血之右积者，金之不凉也。气性清凉而右降，至左升于木火，则化而为温暖。气之右聚者，金之不清也；气之左聚者，木之不暖也。"由其义可知，肝升肺降之序不乱，温暖清凉之性不悖，则气可通达，血可荣利，积聚不作焉。慢性肝病随着疾病的进展，正气日馁，邪气渐增，其中主要包括湿热留恋、痰热胶结、瘀血留滞、浊毒凝聚等。以上诸邪，相互为患，经络壅滞，三焦失畅，肝升者不升，肺降者不降，气机败乱，生化难续，可谓难治。倘若投以补药，则闭塞其气，恐愈增其滞；或以泻药，则至虚之体，难堪消伐，亦增病情。因此，复司肝升肺降，以成龙虎回环之势，方可枢转中州，以致一气周流，彼左右逢源，上下彻达，三焦通畅，枢机运转，焉有阴实之邪不除之理？阴实祛，则脏腑调，气血化，正气来复，邪气自亡。临证之时，胡世平常以四逆散加杏仁、瓜蒌以调升降。大抵肝气疏则肝自左升，杏仁、瓜蒌甘润降泄肺气，则肺自右降。肝升肺降，金木交互，生克有制，气血有化，何患无治？

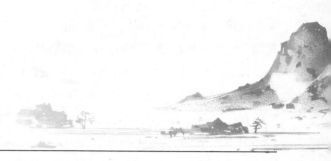

第四章

医案荟萃

案1：清透厥阴枢少阳，燮理中焦疗胁痛

杨某，男，42岁，2020年7月8日初诊。

主诉：右上腹隐痛、乏力1月余，加重1周。

现病史：患者1月余前无明显诱因出现右上腹不适，隐隐作痛，伴乏力，休息后不能缓解。1周前自觉右上腹隐痛及乏力程度较前加重，为求进一步系统诊治，遂就诊于我院门诊。刻下症：右上腹隐隐胀痛，乏力，口干，纳尚可，寐差，眠浅易醒，醒后难以入眠，大便质黏，小便利，舌质暗，边有齿痕，苔薄黄，脉弦缓。

肝功能：丙氨酸氨基转移酶（ALT）120U/L，天门冬氨酸氨基转移酶（AST）65U/L。乙肝五项：乙肝表面抗原（HBsAg）（＋），乙肝E抗原（HBeAg）（＋），乙肝病毒核心抗体（HBcAb）（＋）。既往慢性乙肝病史20年，未系统规律治疗。

中医诊断：胁痛（肝脾不调）。

西医诊断：慢性肝炎（活动期）。

治法：清透厥阴，枢转少阳，燮理中焦。

处方：柴胡15g，黄芩15g，法半夏10g，白术15g，茯苓15g，泽泻15g，白芍30g，黄芪30g，香附15g，陈皮10g，青皮10g，茵陈30g，叶下珠20g，垂盆草30g，炙甘草5g。7剂，每日1剂，水煎，早晚2次分服。

2020 年 7 月 15 日二诊：患者述乏力、胁痛、睡眠均较前改善，仍乏力，偶有肝区胀痛，纳可，眠调，大便不成形，1～2 行/日，舌质红，边有齿痕，苔薄白，脉弦缓。2020 年 7 月 10 日乙肝病毒脱氧核糖核酸（HBV-DNA）：1.35E+07U/mL。上方加用虎杖 20g。14 剂，煎服法同前。西药：恩替卡韦，1 粒，口服，每日 1 次。

2020 年 8 月 5 日三诊：患者述肝区胀痛较前好转，乏力亦改善，纳可，眠调，二便调，舌质红，边有齿痕，苔薄白，脉弦缓。上方减叶下珠、青皮、陈皮、茵陈，加党参 15g，枸杞子 20g，灵芝 15g，蒲公英 20g，桔梗 15g。14 剂，煎服法同前。

后随诊，患者诸症悉除。

【按】患者以右上腹隐痛不适为主诉，故临证诊断为胁痛。因伏邪匿于厥阴经脉，胁络失养，阴阳失调，窠寐不和，故见胁肋隐痛不适、眠差易醒；邪发少阳，三焦失畅，津液失濡，邪正交争，互有进退，故见咽干、症状反复发作不愈；败损太阴，脾不能实四肢，故见乏力。综合舌脉，是以辨为肝脾不调，治以清透厥阴，枢转少阳，燮理中焦。方用胡世平临床经验方柴芪益肝颗粒加减。方中柴胡清透厥阴升发少阳；黄芩、法半夏、茵陈、泽泻降泄浊阴以复升降；黄芪、白芍益气养血，补肝体而助肝用；白术、茯苓、甘草健脾益气，实太阴而助生化；青皮、陈皮、香附疏肝和络以畅疏泄；叶下珠、垂盆草清解疫毒以除巢窠。二诊加用虎杖，兼利湿清热解毒之功。三诊患者症状改善但时有反复，考虑少阳生发不足，肝木生发有赖脾土培育及肾精滋养，故增健脾之属，又配伍灵芝、枸杞子平补肾精、滋水涵木。故后随诊时患者诸症已平，效如桴鼓。张锡纯在《医学衷中参西录》中记载："肝属木而应春令，其气温而性喜条达，黄芪之性温而上升，以之补肝原有同气相求之妙用……用一切补肝之药皆不效，重用黄芪为主。"胡世平在临床治疗此病时，常用黄芪、白芍养肝体助肝用以扶正，叶下珠、垂盆草等清浊邪以解毒，承古而不泥于古，纳新而不弃精华，衷中参西，汇通而治，故能取到良好效果。

案 2：固本培元重脾肾，体用俱荣肝病痊

焦某，女，45 岁，2019 年 10 月 27 日初诊。

主诉：疲乏、无力 5 年余，加重 1 周。

现病史：患者于 2014 年 6 月出现疲乏无力，于医院就诊后乙肝五项示 HBsAg 阳性，其间不定期非常规复查，未检测病毒载量，未规律抗病毒治疗。1 周前患者自觉精神倦怠，全身酸软无力，休息后不能缓解，为求中医治疗，就诊于我院门诊。刻下症：面色无华，肢倦懒言、少气乏力，动则尤甚，胁肋部疼痛、腹胀，偶有腰酸，纳谷不馨，呕恶，厌食油腻，眠可，大便黏腻，小便有异味，舌质暗淡，苔薄黄，脉沉细无力。

肝功能：丙氨酸氨基转移酶（ALT）258U/L，天门冬氨酸氨基转移酶（AST）93U/L。乙肝五项：乙肝表面抗原（HBsAg）、乙肝 e 抗体（抗 –HBe）和乙肝核心抗体（抗 –HBc）三项均为阳性。

中医诊断：肝著（肝肾不足，脾气亏虚，湿毒蕴结）。

西医诊断：慢性乙型肝炎。

治法：补益肝肾，健脾益气，清利湿毒。

处方：柴胡 15g，白芍 30g，党参 15g，青皮 10g，白术 15g，苍术 15g，巴戟天 30g，菟丝子 10g，紫河车 15g，女贞子 15g，墨旱莲 20g，枸杞子 15g，当归 15g，川芎 10g，叶下珠 15g，垂盆草 30g，炙甘草 5g。7 剂，每日 1 剂，水煎，早晚 2 次分服。

2019 年 11 月 3 日二诊：患者面色转佳，肢倦懒言、少气乏力等症状明显好转，腹胀、腰酸减轻，无胁肋部疼痛，食谷馨香，无呕恶感，眠可，偶有口干。二便调，舌脉同前。复查肝功能：ALT1 92U/L，AST 80U/L。上方去紫河车，加黄芩 15g。7 剂，煎服法同前。

2019 年 11 月 10 日三诊：患者精神可，偶感疲乏，无其他不适，舌脉同前。上方减青皮、枸杞子、当归，加陈皮 15g，茯苓 15g，草豆蔻 10g。7 剂，煎服法同前。

2019 年 11 月 17 日四诊：患者诸症渐愈，无不适，舌脉同前。复查肝功能，ALT、AST 均正常。上方去川芎，加丹参 30g。7 剂，巩固治疗，煎服法同前。

【按】本案患者病已 5 年余，病位在肝，日久伤及脾肾。肝失疏泄，横逆犯脾，脾气虚弱，不能升清，浊气亦不得下降，则肢倦懒言、少气乏力、面色无华；肝郁气滞，肝血不足，瘀毒阻络，气血失调，故见胁肋部疼痛、腹胀；病日久累及肾，肾精不足，故见腰酸；胃失和降，故见纳谷不馨、呕恶感、厌食油腻；湿热阻滞下焦，腑气不通，故见大便黏腻、小便有异味。舌质暗淡，苔薄黄，脉沉细无力是肝肾不足，脾气亏虚之征。

对于该患者，胡世平治以补益肝肾，健脾益气，祛湿解毒，方用柴芍六君子、四物汤合二至丸加减。胡世平以"燮理阴阳为纲，扶阳为本"为学术思想，重视"扶助阳气"，故重用巴戟天、菟丝子以补益肾阳，并用紫河车、枸杞子、女贞子、墨旱莲以滋补肾阴，固先天之本；白术、苍术、党参健脾益气，以养后天之本；叶下珠、垂盆草清热利湿，解毒祛邪；柴胡、青皮以疏肝理气，推陈致新；白芍柔肝养血，以养"肝体"助"肝用"；同时配伍川芎、当归活血化瘀，养血通脉；炙甘草调和诸药。二诊时患者面色转佳，疲乏感、腹胀、腰酸等症减轻，食谷馨香，偶有口干，表明患者正气稍有得复，但邪热仍在，故去紫河车，加用黄芩以清透肝热以助肝之疏泄，增强祛邪之功。三诊时患者精神可，偶感疲乏，无其他不适，故在二诊方的基础上去破气之青皮、滋补之枸杞子、补血活血之当归，加陈皮、茯苓、草豆蔻健脾祛湿，助中焦健运，中焦健则气血足。四诊时患者未诉特殊不适，各项检验指标如常，为了防止疾病再次复发且考虑患者病程较长，故在三诊方的基础上去川芎，加丹参30g调养肝脏，巩固疗效。

案3：早攻晚补愈腹水，择时治疗神效彰

庞某，男，62岁，2023年3月13日初诊。

主诉：腹胀伴腹水1周。

现病史：患者1周前无明显诱因出现腹胀，未予治疗，腹部彩超提示腹腔大量积液，为求中医治疗，就诊于我院门诊。刻下症：神志清，精神稍倦，面色晦暗，腹胀明显，食后加重，腹围增大，无腹痛，进食少，小便少，大便每日1次，无黑便，双下肢轻度水肿，舌暗红，苔白，脉弦滑。既往肝硬化病史5年。

中医诊断：臌胀－水臌（气滞湿阻兼脾气亏虚）。

西医诊断：肝硬化腹水。

治法：行气利湿，补气健脾。

处方一：大腹皮15g，黄芪30g，白术15g，桂枝15g，白芍30g，茯

苓 30g，桑白皮 20g，陈皮 15g，防己 30g，泽泻 30g，猪苓 30g，盐车前子 15g，丹参 30g，炙甘草 10g，麸炒枳实 15g，姜厚朴 15g，炒麦芽 30g。3 剂，每日半剂，水煎，早饭后服。

处方二：黄芪 30g，山药 20g，茯苓 30g，泽泻 30g，白术 15g，枸杞子 20g，白芍 30g，炙甘草 5g，党参 30g，炒白扁豆 30g，赤小豆 30g。3 剂，水煎服，每日半剂，晚饭后服。

2023 年 3 月 19 日二诊：患者复查腹部彩超提示腹腔未见积液，且诉服药后腹胀明显减轻，食欲增加，双下肢无水肿，精神状态明显好转，二便正常。

【按】臌胀，是指腹部胀大如鼓的一类病症，临床以腹大胀满，绷急如鼓，皮色苍黄，脉络显露为特征，类似现代医学所指的肝硬化腹水或其他疾病出现腹水者。《医学入门·鼓胀》说："凡胀初起是气，久则成水……治胀必补中行湿，兼以消积，更断盐酱……"本病总属本虚标实之证，其病理变化为肝脾肾受损，气滞、血瘀、水停腹中，水液停蓄不去，腹部日益胀大成臌。故治当攻补兼施，补虚不忘泻实，泻实不忘补虚。该患者处方有二，其中处方一以中满分消丸（大腹皮、白术、茯苓、枳实、厚朴、陈皮、桑白皮、车前子、泽泻、猪苓、甘草等）为基础方，具有行气利湿、消胀除满的功效，辅以防己加强除湿利水消肿之功，黄芪、桂枝助阳化气以利湿，丹参活血化瘀助行气利水，白芍、麦芽柔肝健脾和胃。全方以攻为主，利小便，排大便，促进水饮排泄。处方二以补中益气汤合参苓白术散加减（黄芪、党参、白术、茯苓、山药、白扁豆、甘草），具有补气健脾化湿之效，佐以赤小豆、泽泻健脾利湿，枸杞子、白芍养阴柔肝，助利湿而不伤阴，甘草调和诸药。全方以补为法，诸药合用，化湿而不伤正。

《素问·生气通天论》云："故阳气者，一日而主外。平旦人气生，日中而阳气隆，日西而阳气已虚，气门乃闭。"日间阳气旺盛，大剂攻逐水饮既能利水又不使正气耗伤；夜间阳气内藏，一味攻伐太过易伤正气致泄泻不止，此时加用补中益气之剂防耗伤太过，避免夜间腹泻影响睡眠。故早上用攻法，夜间用补法，两方合用，相辅相成，共奏泻实补虚之效。胡世平认为"臌胀"皆本虚标实、虚实夹杂之证，故治疗中常根据患者邪正盛衰的程度予以攻补兼施，或半攻半补，或一攻一补，或三攻一补，或一攻三补等法。如邪盛正不虚者，可用三攻一补；邪盛正虚者，用一攻一补或半攻半补；正虚邪不盛，可用一攻三补。

案4：正虚瘀毒作肝癌，肝病治脾为良策

刘某，男，56岁，2020年10月23日初诊。

主诉：右胁肋不适伴纳差、乏力3年余，加重1周。

现病史：患者3年余前无明显诱因出现右胁肋不适，并伴有纳差、乏力，行腹部CT检查示肝右叶占位性病变，诊断为原发性肝癌。1周前患者上述症状加重，为求中医治疗，就诊于我院门诊。刻下症：面色晦暗发黄，右胁肋不适，纳差，口淡，乏力，小便黄，大便溏薄，舌淡，苔薄白，脉弦细。

中医诊断：肝积（正虚邪结）。

西医诊断：肝癌。

治法：扶正祛邪，软坚散结。

处方：太子参15g，当归10g，山药15g，灵芝15g，丹参15g，制鳖甲30g（先煎），黄芪20g，白术15g，茯苓15g，炒谷芽10g，炒麦芽10g，白花蛇舌草15g，半枝莲15g。14剂，每日1剂，水煎，早晚2次分服。

2020年11月6日二诊：患者述右胁肋不适改善，食欲转佳，精神大增，大便成形，舌淡，苔薄白，脉弦细。上方去当归，加茵陈24g。继服7剂，煎服法同前。

2020年11月13日三诊：患者述偶有右胁肋不适，精神复常，体力恢复，尿黄转淡，大便正常，舌淡，苔薄白，脉弦细。上方加薏苡仁20g，生牡蛎20g。14剂，煎服法同前。

后随访，患者未诉不适。

【按】胡世平根据大量临床实践提出"正虚瘀毒"是肝癌的共性病机，认为正虚为发病之本，瘀毒为致病之标。其中正虚以肝脾为核心，一方面，慢性肝病首先损害脏腑为肝；另一方面，"见肝之病，知肝传脾"。肝脾衰微，正气虚馁，毒蕴不散，邪瘀留滞，毒瘀盘踞，癌巢始成，发为肝癌。肝脾为其核心病位。因此在治疗肝癌时，胡世平强调第一要务在于实脾。一者，中土敦厚，升降有序，则肝调畅气机顺和，其用合宜；二者，精微得布，贯通上下，则肝调节津液平衡，其用顺遂；三者，气血有源，生化长

养，则肝藏血源源不断，其体刚健。肝癌的治疗宜健脾益气，扶正祛邪，软坚散结，以延缓生机。本案以四君子汤合当归补血汤，补益气血，培元扶正，同时酌加清消癌毒之品，养正而不助邪，祛邪又不伤正，攻补兼施，实为良策。

案5：脂肪肝病痰湿瘀，推陈致新复生化

周某，女，41岁，2018年5月23日初诊。

主诉：发现中度脂肪肝4月余。

现病史：患者于4月余前行腹部彩超发现中度脂肪肝。刻下症：胁肋不适，乏力，口黏口苦，纳差，食少，尿黄，便秘，舌体胖大，舌色红，边有瘀点，苔黄腻，脉细滑。

辅助检查：总胆固醇（TC）6.58mmol/L（↑），低密度脂蛋白胆固醇（LDL–C）4.37mmol/L（↑），载脂蛋白A1（APO–A1）1.771g/L（↑），载脂蛋白B（APO–B）1.805g/L（↑）。

中医诊断：肝癖（湿瘀互结）。

西医诊断：脂肪肝。

治法：除湿化瘀。

处方：苍术15g，白术15g，茯苓15g，黄芩15g，黄柏15g，栀子15g，赤芍15g，牡丹皮15g，泽泻20g，丹参20g，山楂30g，决明子30g，莪术10g，三七粉6g，甘草5g。14剂，每日1剂，水煎，早晚2次分服。

2018年6月27日二诊：患者服药后诉疲乏缓解，口黏口苦减轻，二便已调，现食后自觉腹胀。上方去黄柏，加红曲6g。14剂，煎服法同前。

前后调治3月余，患者于2018年9月18日复查腹部彩超提示无脂肪肝。

【按】脂肪肝属代谢性疾病之一，胡世平认为痰、湿、瘀为众多代谢性疾病之主因，倡导以"推陈致新"之法治之。"推陈"即消除邪气，消除各种致病因素或病理产物；"致新"即通过激发和扶助正气、补益气血、生发少阳等方法，促进人体气、血、津、液的正常化生与运行，促进脏腑气血的调和。因此，"推陈致新"是以顺应自身正气祛邪之势以及气血津液的新陈代谢为核心，通过顺应人体自我调节之趋势，维护自身生理功能，促进疾病

向愈，寓有邪气不除，正气不复之意。

本案患者因脾虚痰湿内阻，土壅木郁，久而化热，致湿瘀热结而发病，病因在于痰、湿、瘀。脾虚失于健运则纳差食少，精微不得布散，无以充养四肢肌肉则疲劳乏力；肝胆湿热浊邪上泛故口苦口黏，下注则尿黄；湿浊郁遏气机则出现胁肋不适、便秘；舌脉亦提示脾虚湿热兼血瘀之象。方中白术、苍术、茯苓、甘草健脾除湿；黄芩、黄柏、栀子清利湿热；泽泻、决明子导泄肠中秽浊；牡丹皮、赤芍、丹参、三七粉逐血中浊脂；莪术、山楂行气消积，化瘀消脂。诸药合用，消浊化瘀，推陈致新。二诊时因脾虚积滞，故去苦寒之黄柏，加红曲健脾，兼化酒食陈腐之积。可见，运用"推陈致新"之法治疗脂肪肝不仅可逆转病势，还可达到正气不伤或正气少伤的目的，体现了中医扶正祛邪的辨证观。

案6：肠癌术后升降乱，寓通于补再扶正

李某，女，70岁，2023年10月10日初诊。

主诉：结肠癌术后2月余。

现病史：患者2月余前因便血于某三甲医院住院治疗，经检查，诊断为结肠癌、胆囊炎，行乙状结肠癌根治术治疗后出现上腹胀疼、食欲减退、饮食难下、全身酸痛、倦怠乏力，为寻求中医治疗，就诊于我院门诊。刻下症：上腹胀痛，纳谷不馨，饮食难下，精神倦怠，全身酸软，双腿疲累不堪，几近寸步难行，小便尚利，大便难解，舌暗红，苔薄黄，脉弦滑。

中医诊断：肠覃（湿热蕴结）。

西医诊断：直肠癌术后。

治法：调和肝脾，清利湿热。

处方：黄芩10g，黄连12g，陈皮15g，清半夏15g，枳实15g，竹茹10g，柴胡15g，白芍20g，木香15g（后下），砂仁15g（后下），厚朴10g，麦芽30g，鸡内金10g，茯苓15g，甘草5g。7剂，每日1剂，水煎，早晚2次分服。

2023年10月18日二诊：患者述服药后腹部胀痛消失，胃纳转佳，精神大增，全身酸软明显改善，可行走4000余步尚不觉累，大便通调。但易

自汗出，动则尤甚。舌脉同前。上方去麦芽，加浮小麦 30g，黄芪 30g。7 剂，煎服法同前。

2023 年 10 月 25 日三诊：患者述药后汗出骤减，精力充沛，行走如常，除偶有腰部微痛，余无不适，舌淡红，苔薄略黄，脉弦滑。改用香砂六君子汤配伍补肾强腰膝之品以补益先后天之本，兼顾行气化湿，巩固疗效。

【按】患者古稀之年，行结肠癌手术，耗伤中气，脾胃受损，受纳腐熟功能减退则见食欲减退、饮食难下；腑气以通为用，湿热阻滞，胃不降浊，腑气不通，则见腹痛腹胀、大便难解；脾不升清，阳气周流受限，则见全身酸软；脾虚四肢不用，则双腿疲累、步履不利；舌苔脉象均为湿热蕴结之征。脾胃居中焦，为阴阳升降之枢纽，中焦瘀堵，脾胃升降失常。方用辛温之半夏伍苦寒之黄芩以达辛开苦降之用，以复脾胃升降之常。针对中焦湿热痰浊气滞之邪，黄连、竹茹清热燥湿祛痰，枳实、厚朴理气燥湿消痰，陈皮、木香行气健脾化痰，砂仁化湿行气，茯苓、甘草健脾补土以治湿，使中州健运。麦芽、鸡内金消食导滞，伍诸多理气药更除中满。柴胡清轻，辛散善行，以疏达一身阳气，伍白芍、枳实、甘草为四逆散之意，可止腹痛，解阳郁。芍药用意有二，一主邪气腹痛，二恐辛温燥湿之品伤及阴血。二诊时患者纳可，故去麦芽；易汗出，动则尤甚，则加用浮小麦、黄芪以补气固表敛汗。三诊时患者汗出大解，唯腰部疼痛，故改用香砂六君子汤配伍补肝肾强腰膝之品，以补益先后天之本。此案例病证相参，治有先后，通补结合，故效如桴鼓。

案 7：扶阳运土兼抑木，腹痛腹泻法可效

张某，女，53 岁，2022 年 7 月 27 日初诊。

主诉：间断性腹痛、腹泻半年余。

现病史：患者半年余前无明显诱因出现腹痛、腹泻，间断发作，呈水样便，伴畏寒，进食生冷之品加重，完谷不化，平素易感冒，怕风，汗出明显，失眠，纳差，腹满闷，不欲进食，疲倦，舌淡胖，边有齿痕，苔白水滑，脉沉细弱，右关独弦。

中医诊断：腹痛（太阳太阴合病）。

西医诊断：不明原因腹痛。

治法：温中健脾，散寒化饮。

处方：黄芪 30g，防风 30g，桂枝 15g，白芍 20g，干姜 10g，白术 15g，茯苓 15g，附片 10g（先煎），麦芽 20g，炒鸡内金 10g，山楂 15g，炙甘草 10g。14 剂，每日 1 剂，水煎，早晚 2 次分服。

2022 年 8 月 10 日二诊：患者述服药后腹痛、腹泻明显减轻，但时有泻前腹痛，偶有腹胀，可自行缓解，饭后明显，口干，稍纳呆，痰多，白痰，舌淡胖，苔白腻，脉沉细滑。上方减山楂，加乌梅 20g，陈皮 15g，姜厚朴 15g，麦冬 15g，清半夏 10g。30 剂，因患者出差，予改制水蜜丸善后。

【按】患者反复腹痛、腹泻，纳差，舌苔水滑，脉沉细弦，结合《伤寒论》太阴病提纲中指出的"太阴之为病，腹满而吐，食不下，自利益甚，时腹自痛。若下之，必胸下结硬"，将该病归为太阴之病，加之患者卫虚腠理不密，感受风邪，肺虚不固，属太阳表虚合并手足太阴同病。同时脾虚水饮内犯，故见腹泻自利，故首诊予附子理中汤、苓桂术甘汤、桂枝汤、玉屏风散合方加减。方中附子、干姜、白术温阳散寒健脾；桂枝配白芍调和营卫，通阳散寒，柔肝缓急止痛，且重用白芍，取小建中汤方义；合茯苓为苓桂术甘汤，加强健脾化饮利湿之功；佐以黄芪甘温，内补脾肺之气，外可固表止汗；白术健脾益气，助黄芪以加强益气固表之功；佐以防风走表而散风邪，合黄芪、白术以益气祛邪，补中寓疏，散中寓补之意。诸药合用，共奏温中健脾、散寒化饮，调和营卫、扶正固表之效果，则痛泻自止。因患者纳差，佐麦芽、鸡内金等药以促运化。

二诊时患者述诸症好转，但时有泻前腹痛，伴痰多、口干症状，考虑该患者"痛泻"由土虚木乘，肝脾不和，脾虚失常所致，且兼胃虚冷痰。据《医方考》所云："泻责之脾，痛责之肝；肝责之实，脾责之虚，脾虚肝实，故令痛泻。"二诊时在初诊原方的基础上加用痛泻要方补脾抑肝，附子半夏汤温胃化痰，又佐以乌梅、麦冬一则养阴生津，二则防止附子、干姜之品过于伤阴。

胡世平二诊时谨遵"有是证则用方"，果断予附子半夏汤，不拘泥于"附子反半夏"之论，真正体现了辨证论治的精髓，组方用药心中了了。本案充分体现了胡世平"燮理阴阳为纲，扶阳为本"的学术思想，治病首重

"扶阳"及"调和中州"的临证思维。

案8：土枢四象决瘀堵，一气周流腹胀消

魏某，女，78岁，2023年7月19日初诊。

主诉：腹胀伴失眠3月余。

现病史：患者3月余前无明显诱因出现腹胀，伴失眠，腹胀食后尤甚，曾就诊于当地医院，予中药进行治疗，症状时轻时重，始终未愈。现患者为求进一步诊疗，就诊于我院门诊。刻下症：腹胀，以上腹及两侧为主，食后尤甚，无腹痛，偶有心中烦闷，膝盖及小腿怕冷，纳一般，眠差，大便3～4日一行，伴肛门灼热感，小便利，舌暗红，苔薄白，有瘀斑，脉沉。

中医诊断：痞满（脾虚气滞）。

西医诊断：慢性胃炎。

治法：健脾行气，和胃安神。

处方：姜半夏30g（先煎），陈皮15g，枳实15g，厚朴15g，肉桂10g，干姜10g，木香15g（后下），砂仁15g（后下），桔梗15g，麦芽30g，肉豆蔻10g，草豆蔻10g，茯苓15g，苍术15g，白术15g，石斛15g，白芍20g，甘草5g。14剂，每日1剂，水煎，早晚2次分服。

2023年8月2日二诊：患者述腹胀、大便难、眠差较前明显改善，心烦，口干，纳一般，舌暗红，苔薄白，有瘀斑，脉沉。上方减姜半夏，加党参15g，鸡内金10g。14剂，煎服法同前。

后随访，患者诸症缓解，余无不适。

【按】患者以腹胀伴失眠为主诉就诊，中医诊断为"痞满"，辨证属"脾虚气滞"。盖脾气亏虚，气运不济，滞而为满，蓄而为胀，故见腹胀不适；纳运失和，消谷无能，故见食后尤甚。大抵"中气不足，土不周流，四维难继"，见于心，胸阳不振，可见烦闷，浊阴塞滞，营卫不利，阳不入阴，故见眠差；见于肾，肾阳不煦，故见膝盖及小腿怕冷；见于大肠，传导失职，故见便秘，郁而化火，故见灼热。处方以香砂六君子汤、平胃散、枳术丸合方加减。方中白术、甘草、茯苓健脾益气，与理气药相合消补兼施，白术与枳实配，蕴枳术丸之用，合麦芽更助消食之功；苍术、厚朴、陈皮、

草豆蔻、半夏理气祛湿而除胀，且姜半夏大剂和胃安神以助眠；桔梗、木香、砂仁、枳实宣上畅中通下以斡利气机；干姜、肉桂、肉豆蔻温中以扶阳运枢，寄旺四旁；石斛、白芍之用，虑大量辛香温燥伤阴。二诊时患者腹胀、大便难、眠差均缓解，其郁滞已通，故以党参补脾助运，增强扶正之力，眠调，口干，故去半夏，纳一般故加鸡内金。三诊患者诸症渐愈，嘱其静息调养。

纵观该案治疗全过程，立方之旨在于补益脾土，疏通中焦瘀堵之气、湿、食、火，大抵中州健运，土枢四象，大气一转，其气乃散，其郁火可清，其积寒可温，其烦闷可舒，其胀满可除，其宿便可通。本案体现了胡世平所提出的"中焦瘀堵"学说及"扶阳运枢"的治疗思想，这与黄元御所提出的"一气周流，土枢四象，崇阳补火"有异曲同工之妙。此外，腹胀不可肆用破气之药，年老患者多伴体虚，消补结合治疗腹胀的思路亦值得临床借鉴与学习。

案9：臁疮湿热瘀毒注，权衡病邪择而治

刘某，女，73岁，2020年5月11日初诊。

主诉：左下肢内踝上环形破溃、渗液，色红、水肿、隐痛近2年。

现病史：近2年来患者左下肢内踝上反复出现环形破溃，伴有渗液，踝跟部水肿，疼痛，遍服中药、西药，病情如故，遂来就诊。刻下症：左下肢内踝上环形破溃、渗液，色红、水肿、隐痛，大便不成形，2～3行/日，小便调，纳眠可，舌暗红，苔白腻，脉弦滑。

中医诊断：臁疮（湿热下注，瘀毒凝滞）。

西医诊断：慢性溃疡性皮肤炎。

治法：清利湿热，活血解毒。

处方：黄柏15g，苍术15g，当归15g，金银花15g，牛膝15g，大黄10g，土茯苓30g，滑石20g（包煎），泽泻15g，北柴胡10g，连翘15g，防己20g。14剂，每日1剂，水煎，早晚2次分服。

2022年5月25日二诊：患者服药后左下肢破溃处色变暗，渗液、水肿减轻，仍有疼痛感，破溃范围未见明显变化，近1周纳眠可，大便2～3行/日，不成形，小便可，舌暗红，苔白腻，脉弦滑。

处方：赤芍 15g，黄柏 15g，大黄 8g，土茯苓 30g，蒲公英 15g，当归 15g，金银花 15g，川牛膝 15g，川芎 15g，桃仁 10g，红花 10g，甘草 5g。14 剂，煎服法同前。

2022 年 6 月 8 日三诊：服药后患者左下肢破溃明显减轻，溃疡基本愈合，但仍有热痛感，大便次数较前增加，每日 5 次左右，舌红，苔黄腻，脉弦滑。

处方：苍术 15g，黄柏 15g，川牛膝 15g，大黄 8g，金银花 15g，蒲公英 15g，土茯苓 20g，赤芍 15g，防己 20g，泽泻 15g，木瓜 15g，猪苓 15g，甘草 5g。14 剂，煎服法同前。

2022 年 6 月 23 日四诊：患者自述左下肢溃疡愈合，基本无疼痛，大便正常。嘱其注意休息，避免久站久立，清淡饮食，注意控制血糖。

【按】《疡科心得集》载："臁疮者，生于两臁……乃风热湿毒相聚而成，或因饮食起居，亏损肝脾肾，阴火下流，外邪相持而致。"本案例基本病机为湿、热、瘀、毒相合，治宜清利湿热，活血解毒。患者既往有糖尿病病史，《素问·生气通天论》载"高梁之变，足生大疔"，故糖尿病为患者臁疮反复发作的主要原因。患者若不积极治疗，有发展为糖尿病足的风险。

初诊时色红、水肿，湿热之象著，处以三妙散合四妙勇安汤、复元活血汤、顾步汤加减化裁；兼有下肢水肿，故加滑石、泽泻、防己利水之品；考虑患者反复发作，兼少阳之证，大便不成形乃湿热所致，取复元活血汤方意，以柴胡配大黄，一升一降，有助于活血祛瘀生新。全方组方精炼周全。二诊时患者症状较前有改善，继予黄柏、大黄、土茯苓、金银花、清热祛湿解毒；患者疼痛明显，皮损颜色变暗，以血瘀明显，故加赤芍、川芎、桃仁、红花，以加强活血化瘀之力；渗液、水肿减轻，故减滑石、泽泻、防己；甘草调和诸药，缓急止痛。三诊时患者大便次数增加，考虑水湿内盛，加猪苓、木瓜养阴利水，化湿和胃。

本案是"辨体-辨证-辨病"这一"三辨模式"基本原则的真实体现。皮肤病的辨证，不仅要考虑四诊，还要考虑局部皮损的情况，这也是中医外科局部辨证的精髓。顾步汤出自清《外科真诠》，方中川牛膝尤为关键，引血下行，非牛膝不能引诸药直达下肢病灶，可以有效地改善下肢血供，促进臁疮愈合，在本案的治疗中起到点睛作用。土茯苓配大黄为治疗湿热毒疮的经典药对。柴胡配大黄，一升一降，一气周流循环，有助于病情恢复。在整个治疗过程中，胡世平精准把握化湿、活血的处方比例，体现了动态调整把握在臁疮治疗过程中的重要性。

案10：温煦通化疗脱疽，虫药殊效以生新

鲍某，男，35岁，2023年9月13日初诊。

主诉：右下肢酸痛、发凉、怕冷，伴间歇性跛行5个月，加重1周。

现病史：患者5个月前爬山后开始出现右下肢酸痛、发凉、怕冷，伴间歇性跛行，就诊于深圳市宝安区中心医院，腰椎核磁检查示L4/L5腰椎间盘膨出，行理疗、针灸、推拿等治疗未见好转。1周前上述症状较前加重，就诊于深圳市南山区人民医院，行双髂动脉、双下肢动脉CT血管造影（CTA）检查，提示"右侧腘动脉远端－胫后动脉近端、胫前动脉闭塞，腓动脉局部闭塞"。患者拒绝手术治疗，现口服阿司匹林、贝前列素钠片，为求中医治疗，就诊于我院门诊。刻下症：右下肢酸胀，疼痛，步履不利，行至100米后即出现严重跛行，怕冷明显，得温则缓，纳眠可，二便调，舌淡红，苔薄白，舌下脉络瘀滞，脉沉弦。右足背皮肤苍白，趺阳脉消失。既往：吸烟史。

中医诊断：脱疽（阳虚寒凝，血脉不通）。

西医诊断：血栓闭塞性脉管炎。

治法：温阳散寒，活血通络。

处方：鹿角霜10g，制附子10g（先煎），熟地黄20g，肉桂10g，仙茅10g，淫羊藿15g，川芎30g，丹参30g，地龙15g，水蛭10g，牛膝15，杜仲15g，甘草5g。14剂，每日1剂，水煎，早晚2次分服。

2023年9月27日二诊：患者述服药后右下肢酸胀、疼痛明显减轻，怕冷改善，步行1000米方才出现跛行，偶有右踝关节、腘窝酸胀不适，纳眠、二便同前，舌淡红，苔薄白，舌下脉络少许瘀滞，脉沉不显、略弦。上方加红花10g，独活15g。14剂，煎服法同前。

2023年10月10日三诊：患者述服药后敢于疾行，步行2000米后出现跛行，偶有右下肢麻木，仍怕冷，大便时有不成形，纳眠可，舌脉同前。上方制附子加至15g，另加土鳖虫10g，木瓜15g。14剂，煎服法同前。复查

下肢动脉 CTA。

2023 年 10 月 25 日四诊：患者述服药后已能步行 1 小时，无不适。双下肢动脉 CTA 示右侧腘动脉闭塞同前，与外院结果比较，侧支循环血管增多、增粗。继服上方 14 剂，煎服法同前。嘱保暖，戒烟，定期复查。

【按】血栓闭塞性脉管炎是一种免疫性血管性疾病，截肢率高，属于中医学"脱疽"范畴。本案患者因右下肢酸痛、发凉、怕冷、间歇性跛行就诊，结合现代医学检查结果，病证相参，中医诊断为"脱疽"。《素问·厥论》言："阳气衰于下，则为寒厥。"患者阳虚体质，温煦无权，荣通不利，寒湿袭之，困于肌肉，侵于关节，客于经络，凝于血脉，痹而不荣不通，故见下肢疼胀，步履难行，怕冷喜温。结合舌络瘀滞，脉象沉弦，四诊合参，辨证为阳虚寒凝，血脉不利，治以温阳散寒，活血通络。处方以阳和汤为主进行加减。方中鹿角霜、制附子、仙茅、淫羊藿、肉桂温补肾阳，散寒行滞，蕴"离照当空，阴霾自散"之意；熟地黄、川芎、丹参、地龙、水蛭活血通络，化瘀止痛，含"化瘀以生新"之要；牛膝、杜仲补肾强腰，以利关节；甘草调和诸药。二诊时患者诸症缓解，效不更方，因踝关节腘窝不适，加用独活行下焦直达病所，红花活血通经、逐瘀止痛。三诊时患者偶作麻木，大便不成形，加用制附子至 15g 增强温阳之力，土鳖虫、木瓜配伍共奏通络行滞之功。四诊时患者症状大减，侧支循环增多，继服三诊方以巩固疗效。

本案应用的阳和汤为临床医者常规用方，巧妙之处在于胡世平运用本方时融"温""煦""通""化"于一体，且组方之时联用"强化版"活络效灵丹，即乳香、没药以地龙、水蛭易之，故能使寒湿化，瘀血除，新血生，肌肉荣，关节利，血脉通。

案 11：瘾疹为患风邪著，养血祛风病可期

胡某，女，38 岁，2020 年 8 月 26 日初诊。

主诉：反复颜面部红斑、灼热红肿、瘙痒半年余。

现病史：患者述最近半年多以来，颜面部反复起红斑，灼热红肿，瘙痒明显，以脸颊和额部为主，月经前期及经期加重，过敏原检测提示对牛奶、

雾霾过敏，欲求中医药治疗。刻下症：颜面泛起红斑，灼热红肿，瘙痒明显，以脸颊和额部为主，月经前期及经期加重，纳眠可，二便调，舌质暗，舌尖红，舌边有齿痕，苔薄白，脉细滑。

中医诊断：瘾疹（肝血亏虚，血热生风）。

西医诊断：荨麻疹。

治法：益气补血，清热疏风。

处方：荆芥15g，防风15g，赤芍15g，丹皮15g，白芍30g，银柴胡30g，乌梅30g，五味子15g，白蒺藜30g，黄芪30g，僵蚕15g，蝉蜕10g，黄柏15g，土茯苓30g，大黄10g，甘草5g。14剂，每日1剂，水煎，早晚2次分服。

2020年9月9日二诊：患者述服药后颜面红肿、灼热、瘙痒等症状明显好转，纳眠可，小便调，大便质软，日行2次，舌质暗，苔薄白，脉细滑。上方疗效显著，效不更方，继服上方14剂巩固治疗，煎服法同前。

【按】《诸病源候论》言："风入腠理，与气血相搏，结聚起相连，成瘾疹。"本案基本病机为风、湿、热相搏，其发病因风而起，但根于气血不足，肝血亏虚则内热生，以致血虚生风，治宜补气血，祛风邪，清湿热，方拟荆防四物汤、过敏煎、升降散合方加减。方中荆芥、防风、白蒺藜散风透疹，擅治表邪外束之风邪诸证，宣散郁表之风邪，祛风止痒，使风邪复从表而出；僵蚕、蝉蜕疏散风热、透疹息风，尤善通行皮肤经络，搜剔郁闭经络之风邪，又能开散郁热；治风先治血，银柴胡、赤芍、牡丹皮清热凉血；黄芪益卫固表；白芍、五味子、乌梅酸涩收敛，化阴生津，以补风热耗散之津；黄柏、土茯苓、大黄清热祛湿解毒，另外面部过敏主要在额头和脸颊，都是阳明经所过之处，考虑中焦瘀堵，用大黄可直折阳明之热，又有活血化瘀的作用；甘草调和诸药。全方有收有散，有补有泄，有升有降，阴阳并调，故初诊即疗效显著。

方中胡世平重用黄芪30g，其寓意有三：一者，从气血相生角度看，患者血虚，黄芪补气以生血，且气为血之帅，气行则血行，血行风自灭；二者，湿源于脾，黄芪健脾以除湿；三者，固卫肌表以御风。"黄芪，补五脏诸虚不足，而泻阴火、去虚热，无汗则发之，有汗则止之。"气足腠理开阖恢复正常，有助于汗法而不伤正，汗出则风去湿化。

案12: 湿疹升降二四六，"汗利通"调"天地人"

司某，男，53岁，2022年8月15日初诊。

主诉：小腹两侧斑丘疹3天。

现病史：患者述3天前无明显诱因出现小腹两侧对称分布斑丘疹，瘙痒，搔抓之后易破，自行涂抹无极膏，效果一般。刻下症：小腹两侧斑丘疹，皮肤稍有胀痛不适，眠浅，易早醒（凌晨5点），醒后难以入眠，二便调，舌暗红，苔白厚微黄，脉滑。

中医诊断：湿疹（风邪外袭，湿热内蕴）。

西医诊断：特应性皮炎。

治法：清利湿热，祛风止痒。

处方：白蒺藜30g，黄柏15g，苍术15g，滑石30g（包煎），荆芥15g，防风15g，蝉蜕10g，酒川芎15g，赤芍20g，白芍20g，大黄10g，土茯苓30g，乌梅20g，枳实15g，木香15g（后下），甘草5g。7剂，每日1剂，水煎，早晚2次分服。

2022年8月25日二诊：患者述服药后主症得解，效果显著，继予原方7剂巩固疗效，煎服法同前。

【按】《诸病源候论》记载："浸淫疮者，湿热相搏，故头面身体皆生疮，其疮初如泡，须臾生汁，热盛者则变为脓，随瘥随发。"其指出湿疹发病与湿热相关。纵观本案，其基本病机为风邪外袭，湿热内蕴，治宜清利湿热，祛风止痒，方拟二妙散、六一散、升降散合荆防四物汤加减。患者无明显诱因出现小腹两侧对称分布斑丘疹，瘙痒，考虑风邪侵袭，予荆芥、防风、白蒺藜祛风止痒。"治风先治血，血行风自灭"，故方中加酒川芎、赤芍、白芍、大黄养血活血以祛风。二妙散用苍术、黄柏，清热利湿。滑石、甘草以（30：5）取六一散之意，甘草少量生用，清热和中，与滑石相配既有甘寒生津之妙，又可缓滑石寒滑之性。二药与二妙散相伍，清热而不助湿，兼顾利水而不伤阴。另以土茯苓增强清热祛湿解毒之功。方中乌梅联合风药又具抗过敏之效。大黄联合蝉蜕，兼有升降散之意。患者稍有皮肤胀痛，予枳实、木香行气止痛。诸药合而用之，其表邪解而营卫固，里邪除而清浊辨，表里同治，上下同调，故而效如桴鼓，7剂而效果显著。

该案例急性起病，病程短，方中以化湿清热祛风邪为主，兼顾养阴不伤正。胡世平将皮肤分为天、地、人三层，在组方上体现了上、中、下三焦共治的思路，诠释了天、地、人三位一体的思想。

（1）天层：风夹湿邪伤于上，治上焦如羽，非轻不举，方中荆芥、蝉蜕、防风、白蒺藜乃疏风透热之药，药性轻灵，汗法祛风散湿，风痒自止。

（2）地层：湿气流注趋下，属湿伤于下，大黄、土茯苓、滑石、黄柏燥湿清热，除湿于下，属治下焦如权，非重不沉。

（3）人层：湿邪内阻中焦脾胃肝胆，取川芎、苍术、赤芍、白芍、木香、枳实，使气行湿化以气血流通，血行风自灭。

纵观全方，三组药分天、地、人，天清地浊人灵。天部用药轻灵，多用风药，将皮表的邪气发汗外散；地部用药重浊，多用除湿药，将在肌肉深层的伏湿清除出去；人部用药灵活，用行气活血，取其灵活走窜之意，兼调和疏通气血。胡世平从天地人三才观出发治疗皮肤病湿疹，不拘泥于局部止痛止痒，而是在人体的大环境中去调风、调湿、调热、调气、调血，人体内环境调和，皮肤病湿疹自愈。

案 13：火郁发之治口疮，宣畅分消复升降

钟某，男，47 岁，2023 年 8 月 9 日初诊。

主诉：反复口舌生疮、溃烂伴疼痛 5 年余，加重 1 个月。

现病史：患者 5 年余前因大量饮酒后出现口舌生疮、溃烂，伴疼痛，间断口服中药、西药，效果欠佳。此后每因饮酒或过食辛辣诱发，溃处初愈，他处即起，饮食作难，几番用药，病状如故，苦不堪言。1 个月前患者大量饮酒后症状加重，遂来就诊。刻下症：口舌生疮，状若雪片，疮面溃烂，疼痛不已，饮食困难，肢倦神疲，易出汗，眠差梦多，小便利，大便稍干难解，舌红，苔薄黄，脉弦。

中医诊断：口疮（脾胃湿热，郁而化火）。

西医诊断：口腔溃疡。

治法：清热泻火，燥湿健脾。

处方：黄连 10g，赤芍 20g，浙贝母 10g，苍术 15g，枳壳 15g，炒莱菔子 30g，牡蛎 20g（先煎），醋五味子 10g，淡竹叶 15g。14 剂，每日 1 剂，水煎，早晚 2 次分服。

2023 年 9 月 13 日二诊：患者述服药后口疮未再新生，溃烂之处疮面几近愈合，疼痛大减，肢倦神疲以及纳眠转佳，仍有汗出，但较前改善，二便调，舌淡红，苔薄黄，脉弦。上方加浮小麦 30g。7 剂，煎服法同前。

2023 年 9 月 21 日三诊：患者诸症缓解。嘱其清淡饮食，忌辛辣刺激之物，戒烟戒酒。

【按】患者平素嗜饮酒，损伤脾胃，脾虚失运，酿生湿热，热邪郁而化火，循经上扰，熏蒸口舌而发口疮。从病情来看，口中疮痈溃烂、疼痛为一番火热燔灼之象，但又伴有神疲肢倦等一派虚象，辨其根本，皆为湿热之邪作祟，湿热蕴结，阳气郁而不伸，肢体筋脉失于濡养，故见此症。结合舌脉当辨为脾胃湿热，郁而化火之证，治以清热泻火，燥湿健脾。方用胡世平的经验方愈疮汤加减。方中黄连苦寒，清泻湿热，善理心脾之火，诸痛疮痈，皆不可缺；淡竹叶甘淡降火，助黄连使热从小便去；苍术，取其辛温、升散之性，燥湿健脾，升阳散郁，正是"火郁发之"之意，同时用浙贝母清热解毒、化痰散结，共奏泻火之功；枳壳、炒莱菔子行气通腑，降浊泄秽，导热下行；火热被郁，常波及血分，且血瘀亦阻碍火邪透达，故用赤芍微寒，凉血活血止痛；热盛伤阴，迫津外泄，加五味子、煅牡蛎以敛阴止汗。二诊时患者自述口糜未有新作，疮面缓解大半，诸症改善，偶有汗出，观其舌脉，考虑仍有湿热之邪，嘱患者继服原方，加浮小麦一味益气养阴，养心除热而止汗。之后随访数次，患者述诸症缓解，口疮皆未再发。

纵观本案，该患者病史长，病情虚实夹杂，反复难愈，胡世平临证过程中详辨病证属性，审证求因，从"火郁发之"而论治。全方用药标本兼顾，清泻与疏散兼施，使泻火而无凉遏之弊，升降并用，壅滞得除，气机调畅，故使郁火得以发越而除之。胡世平擅以临床经验方愈疮汤治疗口腔溃疡，认为口腔溃疡的主要病机为"热郁化火"，愈疮汤则基于"火郁发之"理论而设，巧妙地运用苦寒、辛温发散之品，分消利导，使邪有出路，以达到调畅气机，郁火透达外出的目的。其用药精简，药力专一，临证之时，辨证加减，疗效显著。

案 14：晕病太阴与太阳，经方合治功效显

姚某，女，32 岁，2021 年 5 月 10 日初诊。

主诉：颈部僵硬不适伴眩晕、恶心近 2 年。

现病史：患者近 2 年来因工作需要长时间使用电脑，每于久伏案后出现颈部僵硬不适，伴眩晕、恶心明显，受凉或吹空调更甚，行中医理疗及四处求医疗效不佳，遂来就诊。刻下症：颈部僵硬，活动受限，眩晕明显，难以站稳，伴恶心，呕吐清水，心慌，周身出冷汗，恶风，受凉或吹空调症状加重，发作时无法正常劳作，严重影响工作及生活质量，时有大便黏腻，小便尚可，纳眠一般，舌淡胖有齿痕，舌有瘀斑，苔白腻，脉沉细弦无力。

中医诊断：眩晕（太阴太阳合病）。

西医诊断：颈椎病。

治法：调和营卫柔筋，健脾祛痰化饮，活血祛风通络。

处方：葛根 30g，茯苓 15g，桂枝 15g，白术 15g，甘草 5g，白芍 30g，法半夏 15g，天麻 20g，苍术 15g，泽泻 15g，川芎 15g，威灵仙 20g，鸡血藤 20g，木瓜 15g。14 剂，每日 1 剂，水煎，早晚 2 次分服。

此后随访，患者述自服用 2 剂后症状明显缓解，服用 14 剂后症状全无；后每于久伏案后上述症状再次出现，但发作程度明显减轻，对生活及工作基本无影响，均按原方抓药服用 3 剂后症状可缓解或消失。

【按】患者颈部僵硬，受寒加重，为"项背强几几"，当属太阳病，契合《伤寒论》所云："太阳病，项背强几几，反汗出恶风者，桂枝加葛根汤主之。"张仲景在《伤寒论》《金匮要略》中称"眩晕"为"头眩""目眩"或"冒眩"，且《灵枢·卫气》曰"上虚则眩"，故临床上眩晕多属虚中夹实之证，而以脾虚中寒夹痰饮多见。《伤寒论》曰："自利不渴者，属太阴，以其脏有寒故也。"该案患者无口苦咽干，不属少阳；虽脉沉，无但欲寐，不属少阴。结合患者头晕，恶心，无口干欲饮，大便黏腻，舌淡胖有齿痕，苔白腻，脉沉细，小便调，属太阴病。病机当属太阴病，兼有痰湿、水饮内停，上冲清窍，下注肠道。四诊合参，患者症状及病机切合《伤寒论》中的"伤寒，若吐，若下后，心下逆满，气上冲胸，起则头眩，脉沉

紧，发汗则动经，身为振振摇者，茯苓桂枝白术甘草汤主之"，以及《金匮要略·痰饮咳嗽病脉证并治》中的"心下有支饮，其人苦冒眩，泽泻汤主之"，故合苓桂术甘、泽泻汤治疗。同时考虑到患者脾虚风痰上扰，故合半夏白术天麻汤加强健脾化痰祛风之功。结合舌有瘀斑，病久血虚瘀血入络，故加用活血养血通络之品，乃遵《景岳全书·眩晕》所云："所以凡治上虚者，犹当以兼补气血为最。"《神农本草经》谓："葛根，味甘，平。主消渴，身大热，呕吐，诸痹，起阴气，解诸毒。"方中葛根主解肌散邪，生津通络柔筋，为除颈项痹阻要药；辅以桂枝、白芍调和营卫；考虑脾虚中寒，故倍芍药取小建中汤之意；半夏燥湿化痰，降逆止呕；茯苓、苍术、白术甘淡性平，既健脾益气，又利湿化饮；湿属阴邪，非温不化，茯苓、桂枝相伍，通阳化饮，一利一温，湿邪祛有利于阳气得复，阳气得复又有利于祛湿。《神农本草经》曰："泽泻，味甘，寒。主风寒湿痹，乳难，消水，养五脏，益气力，肥健。久服耳目聪明，不饥，延年，轻身，面生光，能行水上。"故配以泽泻甘寒化饮利水而不伤津。本案患者症状反复发作，当属风痰湿为患，辅以川芎、天麻、威灵仙、木瓜息风化痰除湿；病久瘀血入络，加鸡血藤活血通络。甘草和中，且调和诸药。全方配伍精当，温而不燥，利而不峻，攻补兼施，共奏调和营卫柔筋、健脾祛痰化饮、活血祛风通络之功。

案 15：痹者虚实相兼病，"三痹四藤"效桴鼓

董某，男，55 岁，2022 年 9 月 14 日初诊。

主诉：反复全身关节、肌肉疼痛 3 月余。

现病史：患者 3 月余来反复全身关节、肌肉疼痛，疼痛部位游走不定，手指关节活动不利，逢阴雨天或在空调房中则双膝关节以下冷痛加剧，苦不堪言，多处求治，均无改善，为求中医治疗，来我院门诊就诊。刻下症：全身关节、肌肉疼痛，疼痛部位游走不定，手指关节活动不利，逢阴雨天或在空调房中则双膝关节以下冷痛加剧，平素怕冷，疲乏，纳眠一般，小便可，大便溏，舌淡，苔白滑，舌两侧有瘀斑，脉沉细弱。

中医诊断：痹病（脾肾亏虚，风寒湿痹阻）。

西医诊断：关节炎。

治法：健脾益肾，祛邪活络。

处方：伸筋草 20g，透骨草 20g，羌活 15g，独活 15g，桑寄生 15g，防风 20g，细辛 5g，川芎 15g，海风藤 20g，络石藤 20g，鸡血藤 20g，威灵仙 20g，当归 15g，红花 10g，茯苓 15g，白术 15g，黄芪 30g，续断 15g，甘草 5g。7 剂，每日 1 剂，水煎，早晚 2 次分服。

2022 年 9 月 21 日二诊：患者述方有奇效，全身关节、肌肉疼痛明显好转，身体较前暖和，纳食佳，大便成形，时腹胀，舌淡，苔白滑，舌两侧瘀斑减少，脉细。上方去白术、甘草，加木香 15g（后下），砂仁 15g（后下）。7 剂，煎服法同前。

2022 年 9 月 28 日三诊：患者述全身关节活动舒畅，基本无疼痛，纳可，眠浅易醒，二便调，舌淡，苔白，脉细滑。上方去羌、独活，加炒酸枣仁 15g，夜交藤 30g。7 剂，巩固治疗，煎服法同前。

【按】本案符合"风、寒、湿三气杂至，合而为痹"的特点，且以风邪为主导，痹病日久，血脉瘀阻，兼见血瘀之象。其发病在于脾肾阳气不足，气虚血亏，腠理空虚，外受风寒湿邪。其治宜健脾肾，利气血，通痹着，方以三痹汤合四藤一仙汤加减。方中羌活、独活、细辛、防风祛风散寒，除湿止痛；伸筋草、透骨草搜风通络宣痹；当归养血和营，红花、川芎活血化瘀；桑寄生、续断温补肾气壮筋骨；络石藤、海风藤、鸡血藤、威灵仙通络止痛；黄芪、白术、茯苓、甘草健脾益气固本。初诊即取效，其整体治疗思路上，既有《医宗必读》治行痹所云的"散风为主，御寒利湿仍不可废，大抵参以补血之剂"，又注重健脾益肾。纵观胡世平辨治痹病的用药，常会用到黄芪，究其寓意有三：一者，痹者，闭也，气血、经络痹阻，治宜活血通络，黄芪为气分之主药，气行则血行；二者，痹病多为本虚标实，故以黄芪补气生血，调和营卫；三者，痹病不离湿，补脾土可胜湿。

案 16：阳不入阴不寐作，循经据典从肝脾

邹某，男，37 岁，2022 年 1 月 26 日初诊。

主诉：间断失眠 8 年，加重 1 周。

现病史：患者从 8 年前开始出现失眠，间断发作，甚时彻夜不寐，每晚

可睡 3 ～ 4 小时，需药物辅助睡眠，1 周前情绪波动后失眠加重。刻下症：入睡困难，烦躁，每晚可睡 3 ～ 4 小时，乏力，运动后加重，易饥饿，无心悸，无汗出，纳可，小便可，大便稀，舌淡，中有裂纹，边有齿痕，苔白，脉细数。

中医诊断：不寐（肝郁脾虚，阴阳不交）。

西医诊断：失眠。

治法：疏肝健脾，交通阴阳。

处方：姜半夏 30g（先煎），珍珠母 30g（先煎），磁石 30g（先煎），陈皮 15g，木香 15g（后下），砂仁 15g（后下），茯苓 30g，苍术 15g，白术 15g，夜交藤 30g，炒薏苡仁 30g，合欢皮 30g，郁金 20g，香附 15g，当归 15g，白芍 20g，柴胡 15g，甘草 5g。14 剂，每日 1 剂，水煎，早晚 2 次分服。

2022 年 2 月 9 日二诊：患者述服上方后入睡困难较前明显好转，每晚可至 6 小时，乏力症状基本同前，大便溏，每日 1 ～ 2 次，无腹痛，纳可，易饥，无腹胀，恶食生冷，完谷不化，舌淡，中有裂纹，边有齿痕，苔白，脉沉细。上方加鸡内金 10g，麦芽 20g。14 剂，煎服法同前。

2022 年 2 月 23 日三诊：患者仍时有眠差、乏力，其余症状缓解，舌脉同前。上方加石菖蒲 15g，郁金 15g。14 剂，煎服法同前。

后患者因头痛再次就诊，询问患者失眠情况，诉服完 2022 年 2 月 23 日方后失眠未作，乏力消失。

【按】《灵枢·口问》云："阳气尽，阴气盛，则目瞑；阴气尽而阳气盛，则寤矣。"故阴阳不调，阳不入阴为失眠的基本病机。又《素问·逆调论》言"胃不和则卧不安"，脾主升，胃主降，脾胃为中焦气机升降之枢纽，脾胃失调则气机升降失常，从而导致阳不入阴，出现失眠等病证。该案选用半夏秫米汤为主方。《伤寒附翼》记载"半夏禀一阴之气，能通行阴之道，其味辛，能散阳跷之满，用以引卫气从阳入阴"，所以方中重用半夏。秫米的主要作用是和胃安神，方中以薏苡仁代替，以达"决渎壅塞，经络大通，阴阳和得者也"之效。另合柴芍六君子汤，以柴胡、白芍、当归、香附、合欢皮、郁金清肝柔肝，疏肝解郁，以期肝木平和，疏泄得宜。《金匮要略·脏腑经络先后病脉证》云："见肝之病，知肝传脾，当先实脾。"故同时以香砂六君子汤兼薏苡仁之属健脾醒脾、运脾畅中以达脾土健旺，升降相因，增以珍珠母、磁石潜阳安神，引阳入阴。二诊时患者完谷不化，加用鸡内金、麦芽以运脾土，又含张锡纯疏肝之用。三诊时考虑患者仍时有眠差、乏力，"久病当虑神不使"，故加用石菖蒲醒神之品而调神用之。石菖蒲、郁金药对出自《温病全书》菖蒲郁金汤，二药配伍，一温一寒，一开一清，活血化瘀，疏肝理气，使气机顺而解郁，郁解神调而眠安。

胡世平在临床治疗过程中，对药物剂量与功效之间的关系深有体会，比如常用药物清半夏，用量 10 ～ 15g 可发挥燥湿化痰、降逆止呕、消痞散结的作用，但当用量达到 30g 并先煎时，则对于顽固性失眠效果显著。

案 17：审证求机愈失眠，不可妄用安神属

苏某，女，32 岁，2022 年 12 月 15 日初诊。

主诉：失眠伴脱发半年。

现病史：患者述最近半年以来工作压力大，睡眠质量欠佳，伴大量脱发，平素劳累后易疲倦乏力，腰酸，月经量偏少，经前胸胁及乳房胀痛，曾在某中医院坚持治疗半年无效，体检报告示轻度贫血，遂来就诊。刻下症：失眠，入睡困难且易惊醒，脱发严重，头发稀少，干枯无华，乏力，情绪焦虑，腰酸，舌淡红，苔薄白，脉沉细弱。

中医诊断：不寐（肝肾阴虚，风邪上扰）。

西医诊断：失眠。

治法：滋补肝肾，养血祛风。

处方：当归 15g，熟地黄 20g，何首乌 15g，桑椹 20g，女贞子 20g，墨旱莲 20g，枸杞子 25g，黄芪 30g，白芍 20g，香附 15g，防风 30g，白蒺藜 30g，甘草 5g。14 剂，每日 1 剂，水煎，早晚 2 次分服。

2022 年 12 月 30 日二诊：患者述情绪稳定，失眠好转，脱发减少，偶有腰酸，舌淡红，苔薄白，脉沉细。上方加杜仲 15g，续断 15g。14 剂，煎服法同前。外洗方：侧柏叶 2000g，煎汤洗头。

2023 年 1 月 15 日三诊：患者仍有少量脱发，余无不适。外洗方：侧柏叶 2000g，煎汤洗头。

【按】肝肾亏虚，不能御神藏魂，故见失眠。精血之源，不能荣养经

脉，故见胸胁、乳房胀痛。发为血之余，精血不足，络脉空虚，易受外来风邪侵袭，头为诸阳之会，首当其冲；精血虚亏，内热由生，水不涵木，虚阳肝风上扰于头部，风性主动，故致发脱。肝肾亏虚，冲任失调，胞宫失养，故见经少、腰酸。处方以圣愈汤合二至丸兼以疏肝祛风之品，共奏补益肝肾、滋阴养血、祛风润燥之功。方中当归、熟地黄、白芍补益阴血，兼"治风先治血，血行风自灭"之意；同时以何首乌、桑椹、女贞子、墨旱莲、枸杞子滋阴降火；黄芪补肝体而益肺脾，香附司疏泄而利肝用；防风为风中润剂，白蒺藜为疏肝祛风要药，二者具疏风之用，又各专其职；甘草调和诸药；同时配合侧柏叶外洗以促发长，内外兼治。该患者虽以失眠为主诉，但方中未见安神之药，不治其心而心神自安，"不治之治"，此之谓也。

案18：瘿瘤病因纷杂使，疏肝健脾散结瘤

龚某，女，51岁，2023年5月15日初诊。

主诉：颈前部疼痛、肿胀5个月。

现病史：患者于5个月前无明显诱因出现颈前部疼痛、肿胀，于内分泌科住院治疗，诊断为甲状腺结节、甲状腺囊肿、亚急性甲状腺炎。患者自觉治疗效果一般，复查甲状腺功能及红细胞沉降率（简称血沉）均未恢复至正常范围，为求中医治疗，就诊于我院门诊。刻下症：自觉颈前部疼痛、肿胀，压痛明显，转颈及吞咽时尤甚，易急躁，心烦间作，阵发性左侧偏头痛，因病程较长，迁延不愈，严重影响生活质量，无发热汗出，纳可，二便尚调，舌暗红，苔薄黄略厚，脉弦滑。查体：双侧甲状腺Ⅱ度肿大，质硬，压痛（＋）。

甲状腺功能：游离三碘甲腺原氨酸（FT$_3$）5.23pg/mL（↑），游离四碘甲腺原氨酸（FT$_4$）3.56ng/mL（↑），促甲状腺激素（TSH）0.15μU/mL（↓）。血沉60mm/h（↑）。甲状腺B超（2023年4月2日）：双侧叶实质回声改变。

中医诊断：瘿瘤（痰湿瘀互结，肝郁气滞）。

西医诊断：甲状腺囊肿。

治法：祛痰利湿，疏肝化瘀，软坚散结。

处方：浙贝母 10g，夏枯草 30g，香附 15g，川楝子 15g，赤芍 20g，川芎 20g，陈皮 15g，法半夏 15g，茯苓 20g，苍术 15g，泽泻 15g，白术 15g，制乳香 10g，制没药 10g，皂角刺 15g，莪术 10g，甘草 5g。14 剂，每日 1 剂，水煎，早晚 2 次分服。

患者于 2023 年 7 月因肾结石再次就诊，诉上方服后诸症愈且未再发作，复查甲状腺功能、血沉恢复正常，甲状腺 B 超提示甲状腺结节及囊肿均未见。

【按】《外科正宗·瘿瘤论》云："非阴阳正气结肿，乃五脏瘀血、浊气、痰滞而成。"胡世平认为本案属"瘿瘤"，肝郁气滞、痰凝、瘀血是关键的三要素。患者就诊时病程 5 个月，已无发热、脉浮等表证，说明病久邪已入里，实属邪气入络，肝郁气滞痰凝日久则血行不畅而成瘀，痰瘀交结，故使颈部肿痛、反复发作。治则当以痰、湿、瘀、气、血并治，治法以祛痰利湿，疏肝化瘀，软坚散结。处方以消瘿汤合仙方活命饮加减。方中夏枯草清热平肝散结，浙贝母、皂角刺化痰散结；香附理气疏肝，川芎行气活血；川楝子行气止痛，又能清泻肝经郁热；乳香、没药、莪术行气活血散结，消肿定痛；赤芍柔肝凉血活血；陈皮、半夏燥湿化痰；茯苓、苍术、白术既淡渗利湿，又补脾运脾，脾气健运则水湿得化；泽泻既利水渗湿，又兼以泻热；甘草调和诸药。该案用药紧扣病机，故能服药而愈且未复发。

案 19：附子半夏辛滑润，寒痰咳嗽速可止

吕某，男，43 岁，2023 年 6 月 28 日初诊。

主诉：间断性咳嗽 10 年余，加重 3 天。

现病史：患者 10 余年前因感寒后出现咳嗽，伴咳痰，痰白，无胸闷胸痛，无发热寒战，自行服用感冒药及止咳药，症状缓解一般，未予重视，此后间断发作，天气转凉则甚，行肺部 CT 检查提示双肺多发结节（具体不详），予西药及中药治疗后，仍苦咳嗽。3 天前患者因受凉再次咳嗽，遂就诊于我院门诊。刻下症：咳嗽，咳痰，痰白略黏不易咳出，味略腥，间断发作，不耐风寒，食凉则甚，纳可，眠尚调，大便不成形，腹胀，小便利，房事不佳，午交则泄，舌淡，苔白腻，脉沉滑。

中医诊断：咳嗽（阳气亏虚，寒痰内盛，气机郁滞）。

西医诊断：慢性支气管炎。

治法：温补阳气，化痰止咳，理气除胀。

处方：制附子10g（先煎），生半夏15g，陈皮15g，仙茅10g，淫羊藿15g，白芥子10g，肉桂10g，茯苓20g，木香15g（后下），苍术15g，白术15g，厚朴15g，砂仁15g（后下），肉豆蔻10g，枳实15g，甘草5g。14剂，每日1剂，水煎，早晚2次分服。

2023年7月12日二诊：患者述服药后咳嗽发作频次及程度明显减轻，咳痰减少，易咳出，腹胀缓解大半，大便成形，房事较前稍延长，舌淡，苔白，脉沉。效不更方，继服上方14剂，煎服法同前。

此后，患者因眠差梦多易醒来诊，诉咳嗽咳痰及腹胀等症未作，复查胸部CT示双肺结节未有进展。

【按】患者以"间断性咳嗽10年余，加重3天"为主诉就诊，故中医诊断为"咳嗽"。患者因感寒起病，寒邪侵袭，肺气失宣，故见咳嗽；寒气伤阳，阳虚失煦，卫表不固，故不耐风寒；阳虚失化，痰饮留蓄，寒湿相合，故见咳痰黏腥；"形寒饮冷则伤肺"，故咳嗽咳痰食凉则甚；脾胃阳虚，寒凝气滞，腹中气结，清浊反作，故见腹胀，大便不成形；病久及肾，肾阳不固，故见房事不佳，乍交即泄；综合舌淡、苔白腻、脉沉滑，四诊合参，故辨证为阳气亏虚，寒痰内盛，气机郁滞。方以附子半夏汤为主方，加用补阳理气除胀之品。附子半夏汤出自《扁鹊心书》，药物组成包括附子、半夏、陈皮、生姜。就本案而言，方中制附子、仙茅、淫羊藿、肉桂温补阳气，以祛沉寒，"离照当空，阴霾自散"，复肺脾肾之阳以蠲化痰饮，固表御邪，健强阳事；半夏、白术、茯苓、陈皮、白芥子健脾化痰祛湿，以绝生痰之源；苍术、木香、砂仁、肉豆蔻、枳实、厚朴芳香化湿理气，以利气机升降出入，配合附子、半夏，大辛大散，速除腹中气结；甘草调和诸药。二诊，患者诸症缓解大半，故效不更方，药毕，咳嗽未作。

胡世平通过研读大量医籍并根据自身的临床经验，认为附子、半夏不应被列入"十八反"中，可将其视为相对禁忌，而非绝对禁忌。本案中附子、半夏、白芥子三味均为有毒药，但共同使用未出现不良反应，并且效果突出，三者配伍是胡世平治疗肺结节的特色用药。此外，半夏生用，因其体滑能润，辛温能散亦能润，故除寒痰尤速。

案20：脾肾同调治耳鸣，毒药有故无殒施

李某，男，46岁，2023年9月19日初诊。

主诉：耳鸣3年余，加重1个月。

现病史：患者3年余前无明显诱因出现耳鸣，起初声调低沉，时轻时重，头部昏沉，之后日渐加重，声如蝉鸣，听力尚可，夜寐不安，同时伴乏力，怕冷，出汗多，动则尤甚，就诊多家医院及名中医，中西医治疗诸法尽尝，罔效。1个月前患者耳鸣加重明显，声如蝉叫，昼夜不息，严重影响睡眠，深以为苦，遂来就诊。刻下症：耳鸣，声如蝉鸣，昼夜不息，听力尚可，偶有头晕，神疲乏力，形寒肢冷，阳事不举，动则汗出，口中黏滞，口气重浊，纳可，眠差，大便溏薄，每日2～3次，舌淡胖，苔白厚腻，脉沉缓。

中医诊断：耳鸣（脾肾阳虚，痰浊内停）。

西医诊断：耳鸣。

治法：温补脾肾，升清降浊，化痰利湿。

处方：法半夏15g，制附子15g（先煎），陈皮15g，苍术15g，白术15g，藿香15g，佩兰15g，天麻30g，黄芪30g，茯苓20g，泽泻20g，桂枝15g，仙茅15g，淫羊藿15g，蜈蚣2条，白蒺藜30g，甘草5g。14剂，每日1剂，水煎，早晚2次分服。

2023年10月10日二诊：患者述服药至第6剂时，耳鸣发作次数明显减少，耳鸣程度亦大大减轻，可正常休息，乏力改善，稍有怕冷，口中黏滞、口气重浊消失，大便较前成形，阳事渐举，现偶有耳鸣，仍汗多，舌淡胖，苔白稍腻，脉沉缓。上方减藿香、佩兰，加煅牡蛎20g。14剂，煎服法同前。

2023年10月25日三诊：患者述服药后汗多缓解，耳鸣、畏寒等症消失，房事转佳。

【按】《灵枢·脉度》记载："肾气通于耳，肾和则耳能闻五音矣。"肾开窍于耳，耳部病变多责之于肾。《脾胃论》云："脾胃乃元气之本，脏腑经络之源。脾胃强健，水谷得化，精微四布，元气充沛，脏腑经络有所养，则精、气、神皆出，九窍通利也。"脾为后天之本，煦养五官，则七窍通利，

故耳部病变亦与脾密切相关。

　　患者男性，病程日久，年逾四旬，肾中阳气不足，下焦气化不行，水饮输布失常，湿浊内生，循经上犯耳窍，则发为耳鸣；火不暖土，脾阳虚衰，清阳升举无力，浊阴难降，上犯头部清窍，脑络失和，神机失用，则见头晕眠差；阳虚者阴必乘之，可见体倦怕冷而自汗；痰湿内盛，脾胃壅滞，腐化无能，可见口黏口气重浊；湿浊阻滞气机，浊阴不降，则见大便不利、小便色黄；脾肾阳虚，宗筋痿软，则见阳事不举。舌脉均为阳虚湿浊内停之征。治以温补脾肾，升清降浊，化痰利湿。通过多年的临床实践，胡世平总结认为，附子、半夏配伍为刚药相合，能行能散，能通能补，其通阳化浊、祛寒散结、宣气止痛功效显著，尤为适于以寒积、痰饮、气结为主的病证。处方以附子半夏汤、半夏白术天麻汤、二仙汤合方加减化裁。方中附子、仙茅、淫羊藿温补脾肾之阳，以复生化温煦推动之职；半夏燥湿化痰，天麻平肝息风，二药合用以化痰息风；白术、陈皮、苍术健脾燥湿理气，藿香、佩兰醒脾化湿和中，茯苓、泽泻运脾利水渗湿，集健脾、醒脾、运脾、燥湿、化湿、渗湿于一体，以绝生痰之源；桂枝温通经络，以利湿畅通阳道；黄芪补益脾肺之气，以强卫固表止汗；蜈蚣、白蒺藜补肾助阳，疏肝通络，引诸药去阴器，以健阳事；甘草调和诸药。二诊时患者痰湿症状改善，口黏、口气重浊难闻已除，故舍藿香、佩兰，继苦汗多，因以加用煅牡蛎收敛固涩止汗。方药标本同治，补泻兼施，温阳化气兼以升清降浊，使阳气得升，湿浊得化，气机得利，而诸症缓解，效如桴鼓。

　　对于附子半夏汤，该方出自《扁鹊心书》，由附子、半夏、陈皮、生姜组成，具有温胃化痰之功。从古至今，以附子和半夏相配而制方者不乏其人，其中首推张仲景。《金匮要略》中治疗中焦虚寒夹饮所致腹满腹痛的附子粳米汤，其中附子与半夏相伍，既温中散寒，又化浊燥湿、降逆和胃，适用于元阳不足，阴寒湿浊上犯之证。如此用法，表明仲景并未认为附子与半夏相反。且后世医家多有应用附子与半夏相伍者，如唐代孙思邈《备急千金要方》中的大五饮丸、半夏汤、附子五积散，宋代《太平惠民和剂局方》中的十四味建中汤等，说明其并未将附子与半夏配伍作为相反之药看待。在《神农本草经》中，附子和乌头是两种药。据考证，草乌、附子、天雄在《本草纲目》及其以前重要的本草著作中均未被列入反药之列，但从明代陈嘉谟的《本草蒙筌》开始才将附子列入反药之中。因此，只要辨证准确，病情需要，附子与半夏同用时，就不能囿于"乌头反半夏"之说而牵连附子。该患者方药中半夏与附子同用，即是印证。